नीता मेहता

स्वस्थ आहार और सरल तरीके से

वज़न घटाएं

शाकाहारी

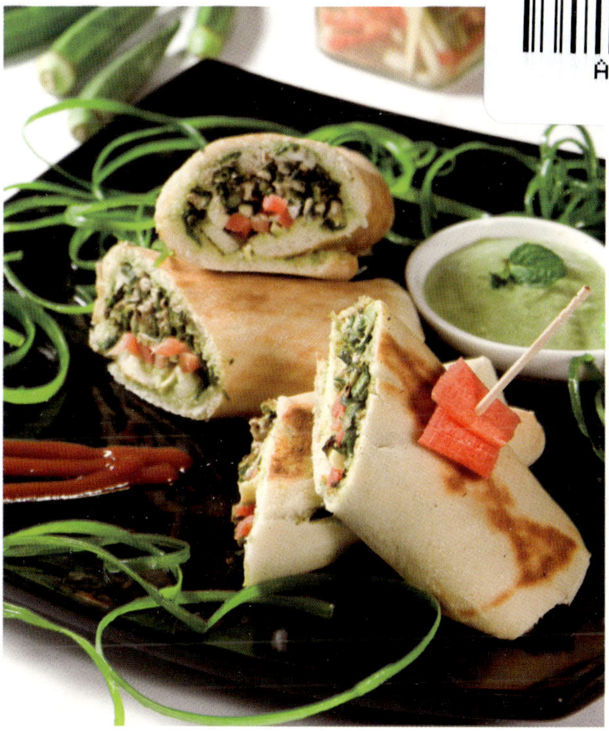

नीता मेहता

बी.एस.सी (होम साईंस), एम.एस.सी. (फूड और न्यूट्रीशन) गोल्ड मेडलिस्ट

SNAB
Excellence in Books

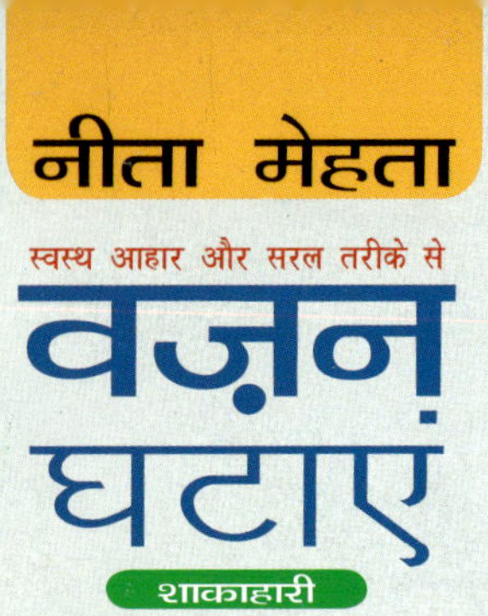

Snab Publishers Pvt Ltd
3A/3, Asaf Ali Road, New Delhi - 110 002

Editorial and Marketing office
E-159, Greater Kailash II, New Delhi 110 048

Food Styling and Photography by Snab
Typesetting by National Information Technology Academy
3A/3, Asaf Ali Road, New Delhi 110 002

Recipe Development & Testing:
Nita Mehta Foods - R & D Centre
3A/3, Asaf Ali Road, New Delhi - 110 002

ISBN 978-81-7869-351-4
First Print 2015
Cover Designed by: **SNAB**

Printed in India at Infinity Advertising Services (P) Ltd, New Delhi

Price: Rs. 195/-

Distributed by :
NITA MEHTA BOOKS
3A/3, Asaf Ali Road, New Delhi - 02
Distribution Centre :
D16/1, Okhla Industrial Area, Phase-I, New Delhi - 110020
Tel.: 26813199, 26813200
E-mail: nitamehta.mehta@gmail.com
Website: www.nitamehta.com

Contributing Writers :
Anurag Mehta
Tanya Mehta
Subhash Mehta
Editors :
Sangeeta
Sunita

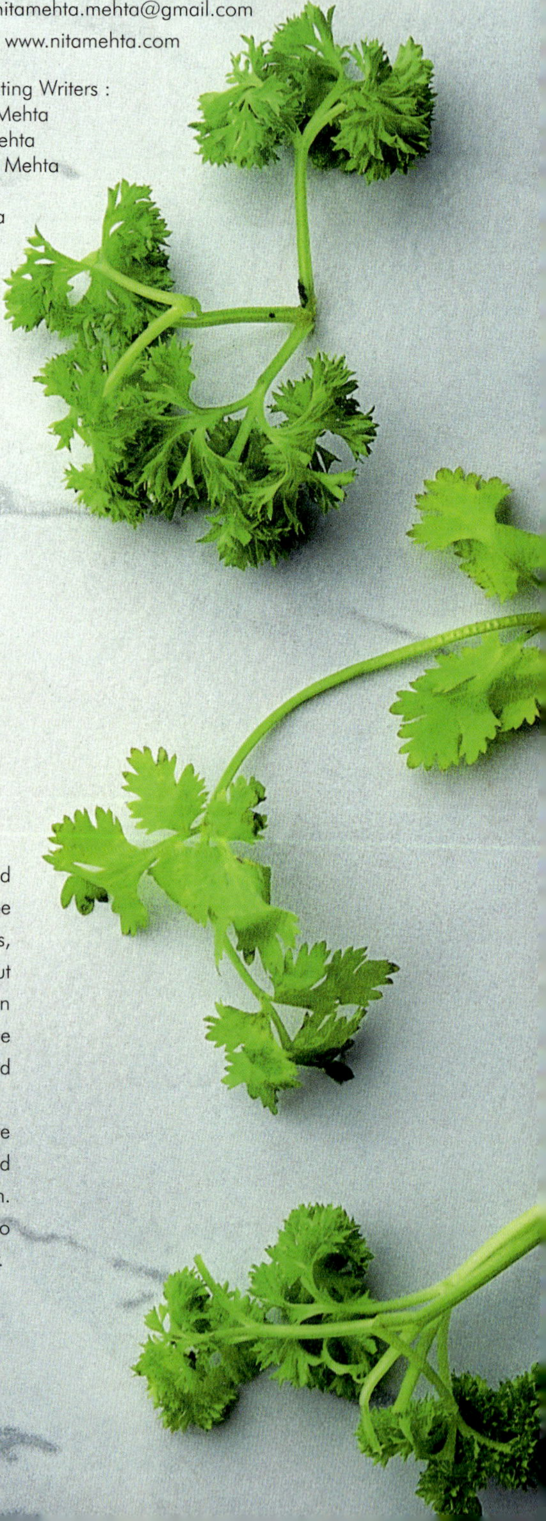

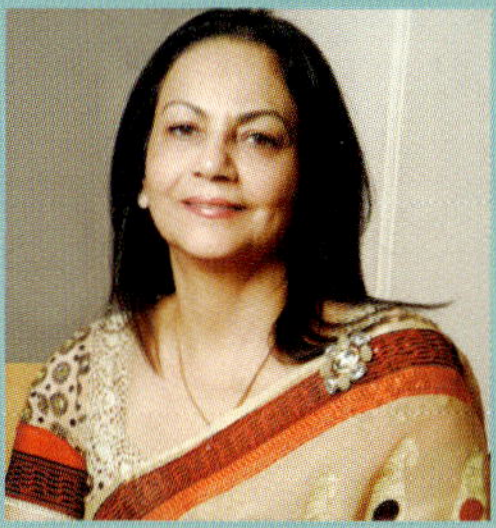

भूमिका

हमारे भोजन की परिभाषा बड़ी ही तेजी से बदल रही है। हम भुखमरी की ओर नहीं देख रहे हैं बल्कि हम पौष्टिक भोजन के बारे में बात करेंगे। पौष्टिक भोजन आपको निरोगी और पतला बनाएगा जबकि गलत भोजन आपको अस्वस्थ - अस्वस्थ त्वचा, अस्वस्थ बाल, आखों के नीचे काले घेरे आदि देगा। अच्छा भोजन हमेशा चमकदार त्वचा देने के साथ ही आपको पतला और सुंदर बनाये रखेगा।

आप इस पुस्तक की मदद से भरपेट भोजन भी कर सकेंगे और पतले भी रह सकेंगे। आपको भूखा रहने की आवश्यकता नहीं है। पौष्टिक भोजन एक विज्ञान है और अगर आप इस विज्ञान का अनुसरण करेंगे तो आप तीनों समय का भोजन करने के बाद भी पतले और स्वस्थ रह सकेंगे। खाना खाने का स्वस्थ तरीका आपको जिंदगी भर खुश रख सकेगा। यह पुस्तक हमें एक नया रास्ता दिखाएगी। विज्ञान के तरीके से हमें खाने के प्रकार पर ध्यान देना चाहिए न कि खाने की मात्रा पर। पतले और सुंदर दिखने के साथ-साथ आप हमेशा स्वस्थ भी रहेंगे।

यह एक न्यूट्रीशियन गाइड है जो हमें सिखाती है कि बिना अपनी पसंद का खाना छोड़ें कैसे हम स्वस्थ, सुंदर और पतले रह सकेंगे। हमने आपके लिए एक सप्ताह का मेन्यू बनाया है जिसका अगर आप अनुसरण करेंगे तो आप स्वयं समझ पाएंगे कि आपको कौन-सा खाना कब खाना है और कितना खाना है। इसमें कुछ ऐसे व्यंजन भी दिए गये हैं जो स्वादिष्ट होने के साथ-साथ पौष्टिक भी हैं, जो आपको पसंद आएंगे। इसलिए आप स्वादिष्ट और पौष्टिक भोजन का मज़ा लेते हुए स्लिम रहिए और खुश रहिए।

नीता मेहता

10 GOLDEN RULES

वज़न कम करने के लिए अपनाएं
एक स्वस्थ जीवन शैली

1. हल्का और नियमित भोजन करें
2. भोजन करना न छोड़ें
3. सुबह का नाश्ता न छोड़ें
4. रात का भोजन जल्दी करें
5. रात का भोजन हल्का करें
6. रात के भोजन में दही न खायें
7. एक समय में दो प्रोटीनयुक्त चीज़ें भोजन में न लें जैसे दाल और दही या दही के साथ सोया रोटी
8. ज़्यादा नमक न खायें
9. अल्कोहल ज़्यादा न लें
10. भोजन के बीच में भूख लगने पर फल खायें

विषय सूची

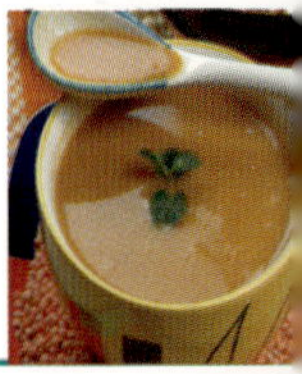

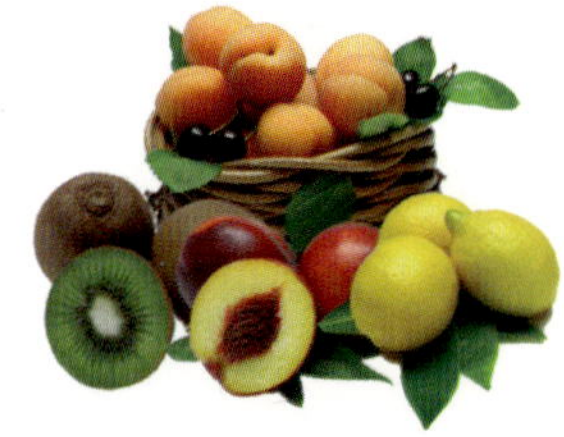

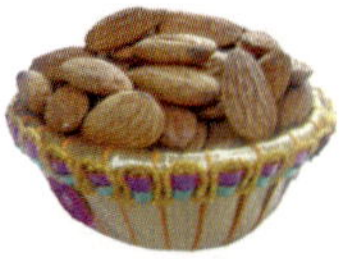

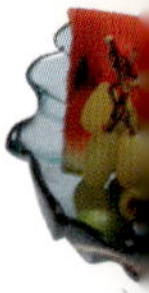

विषय सूची

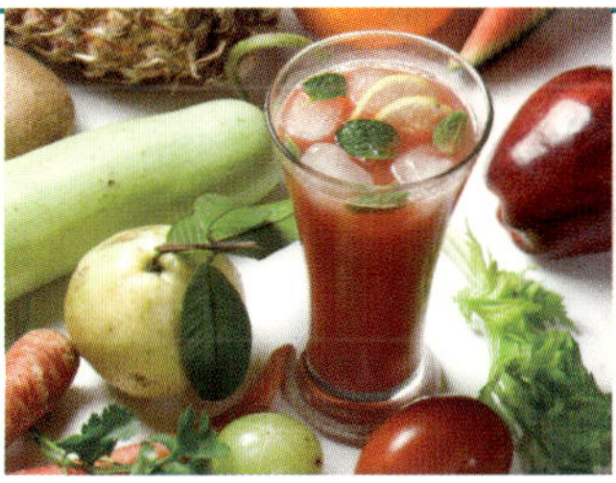
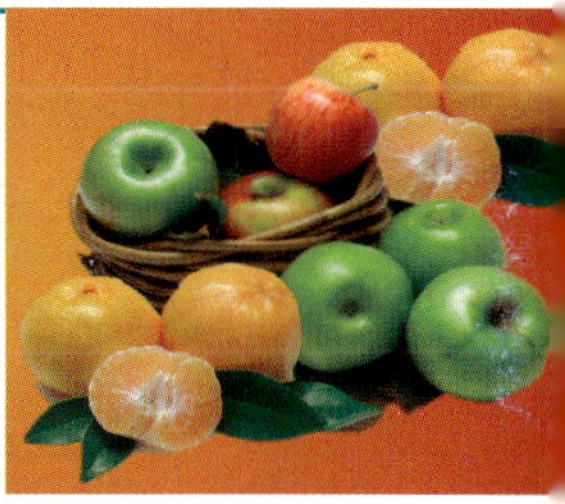

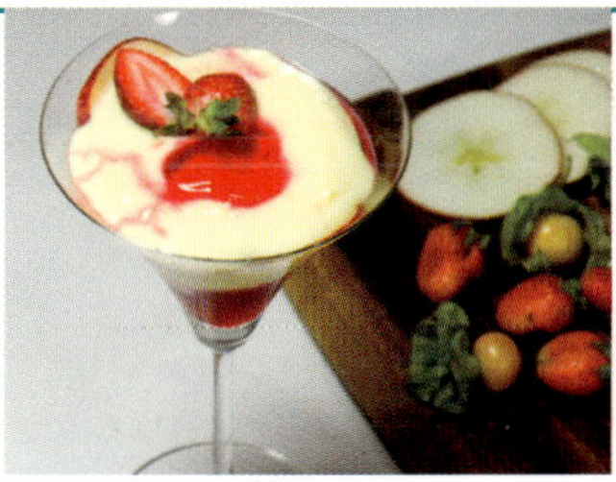
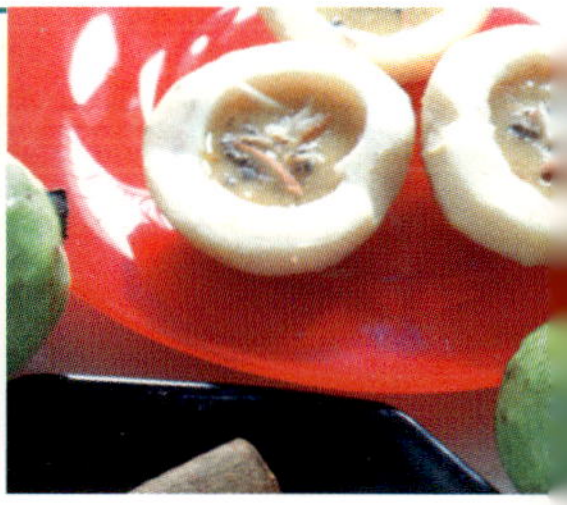

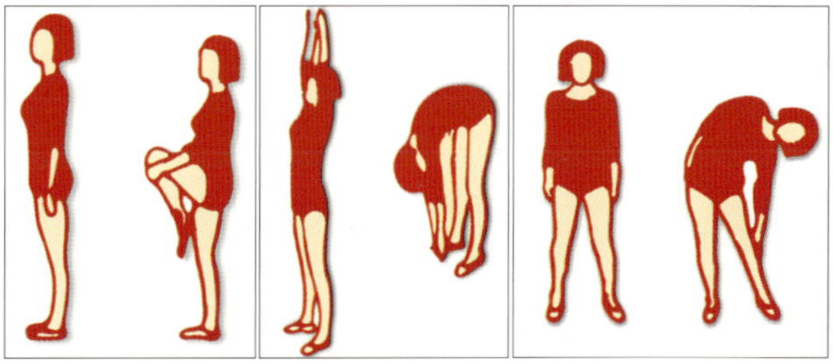
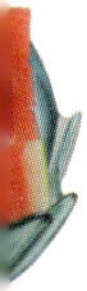

कैलोरी को जानें

कैलौरी क्या है? भोजन से हमें जो ऊर्जा मिलती है उसे कैलौरी से मापा जाता है। इसे कैलारी कहते हैं। हमें 1 ग्राम फैट से (मक्खन/घी/तेल) से 9 कैलारी मिलती है। इस तरह 1 छोटा च. तेल जिसमें 5 मि.ली. तेल आता है, इससे 5x9 = 45 कैलोरी प्राप्त होगी। 2 छोटे च. तेल से कोई डिश या सब्ज़ी बनाने पर लगभग 100 कैलारी तेल से प्राप्त होगी। शरीर को प्रतिदिन कुछ फैट की आवश्यकता होती है। इसके लिए लगभग 3 छोटा च. प्रतिदिन तेल काफी है। 1 ग्रा. कार्बोहाइड्रेड या प्रोटीन से हमें 4 कैलारी मिलती है। 1 छोटा च. चीनी में 5 ग्रा. कार्बोहाइड्रेड आएगा। एक छोटा. च. चीनी से 5x4 = 20 कैलारी मिलेगी।

1 छोटा च. तेल/मक्खन/घी	=	45	कैलोरी
1 छोटा च. चीनी	=	20	कैलोरी
1 छोटा च. शहद	=	16	कैलोरी

सभी कैलोरी समान नहीं होती। कुछ कैलोरी ही पौष्टिक होती हैं। कुछ खाद्य पदार्थों से प्राप्त कैलोरी कभी-कभी हमारे शरीर के लिए अच्छा काम नहीं कर पातीं। चीनी और अल्कोहल से मिलने वाली कैलोरी को खाली या प्रयोग में न आने वाली कैलोरी कहा जाता है। अच्छे व पौष्टिक भोजन जैसे अनाज, फल से मिलने वाली कैलारी पौष्टिक होती है जो हमारे शरीर में पौष्टिक तत्वों को पहुंचाने का काम करती है।

कैलोरी का कार्य भी अलग होता है। फैट से प्राप्त होने वाली कैलोरी हमारे शरीर में आसानी से जमा हो जाती है जबकि कार्बोहाइड्रेड और प्रोटीन से प्राप्त कैलोरी आसानी से जमा नहीं होती, क्योंकि हमारा शरीर फैट से प्राप्त कैलारी को आसानी से जमा कर लेता है जबकि, कार्बोहाइड्रेड और प्रोटीन से प्राप्त कैलोरी को आसानी से नहीं बदल पाता। इसलिए आप फैट कम लें जिससे कुल कैलोरी कम रहे, लेकिन शरीर से फैट को पूरी तरह से कम करने के लिए आप घी/तेल को पूरी तरह न हटाएं।

स्वस्थ कैलोरी के लिए कार्बोहाइड्रेड और प्रोटीन अच्छे स्रोत हैं। बिना रिफांइड अनाज जैसे ओट, गेहूं का आटा, (ब्राउन ब्रेड, रोटी, गेहूं का पास्ता) फल और सब्ज़ियों से जब आप भोजन में कार्बोहाइड्रेड की मात्रा ज्यादा ले रहे हैं तो कम भोजन से ही आपकी भूख पूरी हो जायेगी। क्योंकि आपका मस्तिष्क Biochemically संदेश पहुंचाएगा कि आपका पेट भर गया है। परंतु तला हआ भोजन बहुत ज़्यादा खाया जाता है क्योंकि इनसे भूख खत्म नहीं होती है। जब कभी आप पकौड़े या कोई अन्य तला हुआ भोजन करेंगे तो इसका अर्थ है कि आप काफी अधिक मात्रा में कैलोरी ले रहे हैं। जबकि कम कैलोरी और पौष्टिकता के लिए आप टमाटर-ककड़ी का सैंडविच ले सकते हैं।

भोजन के समय कैलोरी गिनें

कैलोरी की आवश्यकता व्यक्ति के आकार, उम्र और कार्य के आधार पर निर्भर करती है। एक भारतीय स्त्री को कैलारी की आवश्यकता औसतन 2000 कैलोरी है। अगर आप वज़न घटाना चाहते हैं तो आपको 1000 कैलोरी की ही आवश्यकता होगी। हम इस पुस्तक में जो मेन्यू चार्ट दे रहे हैं उसमें कैलोरी की मात्रा और सीमा औसतन 1000 कैलोरी है।

कैलोरी और वज़न घटाने का गणित बिल्कुल सरल है।

अधिक कैलोरी	:	वज़न बढ़ेगा
कम कैलोरी	:	वज़न कम होगा

वजन कम करने के लिए आप एक भोजन का चार्ट बनाइये जिसमें पर्याप्त पौष्टिक तत्व और कैलोरी हो। दूसरे शब्दों में वज़न कम करने के लिए सही मात्रा में पौष्टिक कैलारी आपको स्वास्थ्य रखती है।

फलों से प्राप्त कार्बोहाइड्रेड एक अच्छा विकल्प है। कार्बोहाइड्रेड लेने के लिए रिफाइंड फूड और रेडिमेड भोजन से बचें क्योंकि यह जल्दी पच जाता है और जल्दी ही शुगर में बदल जाता है। और शुगर लेवल को बढ़ा देता है।

कार्बोहाइड्रेड युक्त जैसे रिफाइंड भोजन या मैदा से बना भोजन, चावल, चीनी अन्य कार्बोहाइड्रेड भोजन और मीठा भोजन इसमें शामिल हैं। यह High glycemic index के व्यंजन हैं। इस तरह का भोजन डायबिटीज़ के मरीज को नहीं लेना चाहिए। अच्छे और पौष्टिक कार्बोहाइड्रेड में Low glycemic index होता है जिससे वज़न कम होने के साथ ही शरीर को एक सही आकार भी मिलता है। भोजन में glycemic index की मात्रा अधिक होना, भोजन का जल्दी पच जाना शुगर लेवल को बढ़ाता है। इसलिए सलाह दी जाती है कि भोजन में अच्छे कार्बोहाइड्रेड ही खायें।

मैटाबोलिज़्म को बढ़ायें

शरीर में कैलारी के जलाने या खर्च करने की प्रक्रिया को metabolism कहते हैं। हम जितनी तेजी से कैलोरी को खर्च करें, उतनी तेजी से वज़न कम कर सकते हैं। यदि आप वज़न कम करना चाहते हैं तो अपने मेटाबोलिज़्म को बढ़ायें।

कैसे हम अपने Metabolisum rate को बढ़ा कर वजन कम कर सकते हैं ?

1. सही प्रकार का भोजन अधिक खायें और पृष्ठ 12 पर दिए गए गलत तरह का भोजन न करें।
2. चलते-फिरत रहें।
3. कभी भी भूखे न रहें। और किसी भी समय का भोजन न छोड़ें अर्थात नियमित रूप से समय पर भोजन करें।
4. थोड़ा लेकिन नियमित भोजन करें।
5. फाईबर युक्त भोजन अधिक खायें।

कुछ खाद्य पदार्थ जो आपके **Metabolism** (पाचनशक्ति) को बढ़ा सकते हैं

सब्ज़ियां - टमाटर, ज़्यूखिनी, ब्रोकली, सेलरी और फूलगोभी ऐसी सब्ज़ियां हैं जिनसे कम कैलारी मिलती है। यह मेटाबोलिज़्म को बढ़ाने में सहायक हैं। इसके अलावा कुछ खाद्य पदार्थ जैसे टोफू, ऑलिव ऑयल, हरी चाय, हरी मिर्च इत्यादि हमारे metabolism को बढ़ाते हैं।

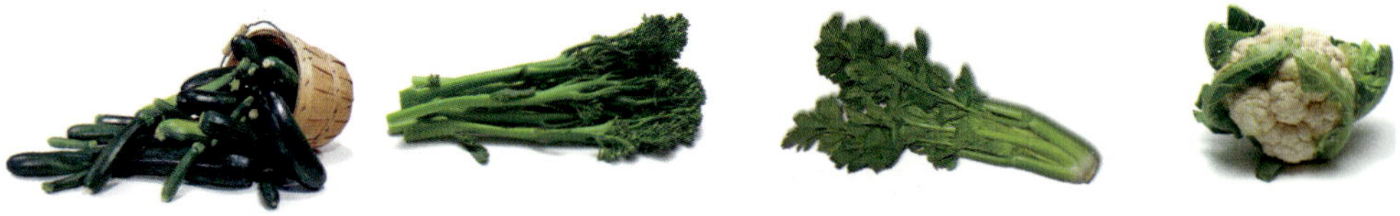

भूखे रहना और मैटाबोलिज़्म

भूखे रहने से वज़न क्यों नहीं घटता...?

लोगों में एक गलत धारणा है कि कैलोरी कम लेने के लिए भूखे रहें और पैंसिल की तरह पतले हो जाएं। यह सबसे मूर्खतापूर्ण और पूरी तरह गलत विचार है। हमारे शरीर को दैनिक क्रियाओं - पाचन और श्वसन को करने के लिए निश्चित कैलारी की आवश्यकता होती है। अगर हम अपने आपको भूखा रखें या बहुत कम कैलारी लें तो हमारे शरीर का रक्षातंत्र प्रभावित हो जाता है। हमारा शरीर कैलोरी कम खर्च करता है, और कैलोरी को जमा करने लगता है। यह चिंता का विषय हैं। शरीर कैलोरी के प्रयोग की बजाय शरीर की मांसपेशियों को और टिश्यू का प्रयोग करने लगता है जिससे हमारे शरीर को नुकसान पहुंचता है। साधारण भाषा में कम कैलारी का प्रयोग करने से केलौरी शरीर में जमा होने लगती है और यहां से ही स्वास्थ्य संबंधी परेशानियां शुरु होती हैं। हमें चक्कर आने लगते हैं और हम जल्दी ही थक जाते हैं। ऐसा करने पर कोई भी स्वास्थ्य से संबंधित कोई गंभीर समस्या Anorexia Nervosa and Bulimia Nervosa जैसी बीमारी भी हो सकती है। ऐसा न करें।

यदि आप अधिकतर धर से बाहर रहते हैं और आपके पास नियमित भोजन करने का समय नहीं है तो आप बनी हुई सब्ज़ी को ब्राउन ब्रेड में भरकर सैंडविच बनायें और अपने साथ लेकर चलें। लेकिन भूखे न रहें।

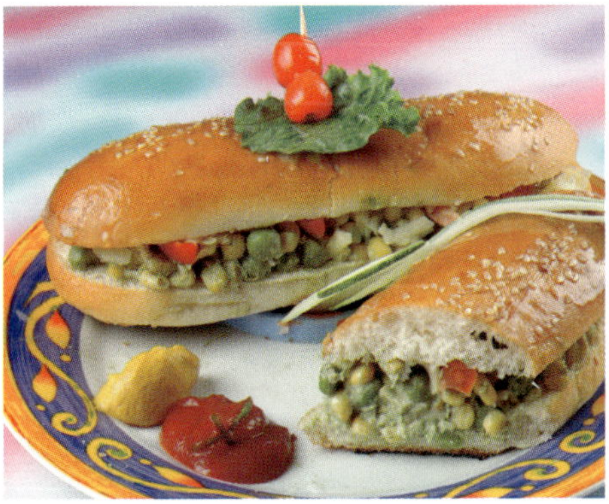

नज़रिया बदलें...

अपने भोजन से वसा (Fat) को पूरी तरह छोड़ें...?

हमारे शरीर के लिए वसा बहुत आवश्यक है। क्योंकि वसा हमारे शरीर में 'Fat soluble' विटामिन के अवशोषण में मदद करता हैं। अगर हम वसा (तेल या तेलयुक्त) भोजन पूरी तरह छोड़ देंगे तो हमारी त्वचा को भारी नुकसान होगा और वह सूखी हो जाएगी। केनोला (Canola) या जैतून का तेल (Olive oil) स्वास्थ्य के लिए बेहतर हैं। एक दिन में 3 छोटे च. तेल पर्याप्त है। इससे हमें एक दिन में केवल 135 कैलोरी तेल से प्राप्त होगीं।

दिन में एक बार भोजन और मैं पतली...?

दिन में एक बार ही भोजन न करें, क्योंकि ऐसा करने से हमारे शरीर का पाचन तंत्र बिगड़ जाता है और हमारे वज़न कम करने का प्लान को काफी नुकसान पहुंचता है। यह तरीका हमारी भूख को भड़काता है और हम लापरवाही में अगले भोजन पर अधिक भोजन लेकर आवश्यकता से अधिक कैलोरी ले लेते हैं, और हमारे शरीर में फैट जमा होने लगता है।

वज़न घटाने के दौरान अंडों और आलू का सेवन न करें...?

नहीं! एक आलू और एक अंडा दोनों में 80 कैलारी होती है। अंडे के पीले हिस्से में 50 कैलारी और सफेद हिस्से में 30 कैलारी होती हैं। अंडा high cholesterol होने के बावजूद भी प्रोटीन और न्यूट्रीशन से भरपूर है। सप्ताह में दो बार अंडा ले सकते हैं। यदि cholesterol high है तो अंडे का सफेद हिस्सा ही लें। फ्राइड अंडा भी न लें। आलू भी कार्बोहाइड्रेड के अच्छे स्रोत हैं। आलू आप तले हुए न लेकर उबले हुए आलू लें।

आप diet plan का ईमानदारी से पालन नहीं कर पाए, तो सब खत्म...?

ऐसा बिल्कुल नहीं है। आप कभी-कभार अपनी पसंद का भारी भोजन करके शर्मिंदा न हों। अगर आपने आइसक्रीम या एक टुकड़ा केक का खा लिया है तो हतोत्साहित न हों। आप अगले दिन बहुत कम कैलोरी का भोजन लें और वज़न कम करने की योजना में संतुलन बनाएं। आप ऐसे भोजन में सूप, सैंडविच या सब्ज़ियों का पौष्टिक सलाद या उबली हुई ब्रोकली, मशरूम आदि लें।

समझदारी से खायें

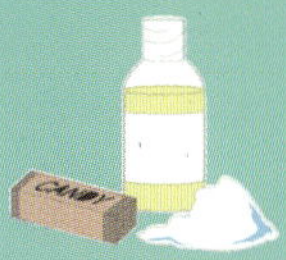

तेल और मिठाइयां
तेल किफायत से प्रयोग करें और मिठाई न लें।

तेल
3 छोटे च.
प्रतिदिन

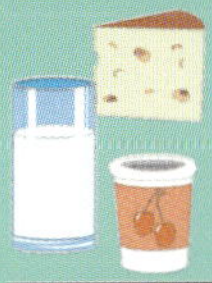

दूध से बने पदार्थ
(दूध, दही, घर में बना पनीर आदि दिन में 2-3 बार ही लें।)

दूध 1 कप
लस्सी 1 कप
दही 1 कप
बटर मिल्क 1 कप
घर में बना पनीर ½ कप

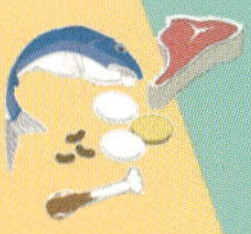

प्रोटीन के स्रोत
(अंडा, मीट, अंडे से बनी चीज़ें, मछली, दाल, बींस, मेवे कभी भी दिन में दो बार ले सकते हैं।)

अंडा 1
चिकन 100 ग्राम
गोश्त 100 ग्राम
सी फूड 100 ग्राम
पकी हुई दाल ½ कप
पके हुए बींस ½ कप
सूखे मेवे (बादाम और अखरोट)
1 बड़ा च. पके हुए चने ½ कप

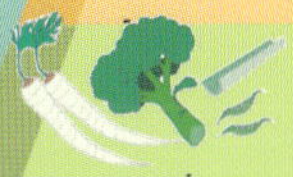

सब्ज़ियां
(कार्बोहाइड्रेड युक्त भोजन जैसे अरबी और आलू न लें और दिन में तीन बार अन्य सब्ज़ियां लें।)

हरी बींस	1 कप
पत्तागोभी	1 कप
शिमला मिर्च	1 कप
पालक और मेथी	1 कप
फूलगोभी	1 कप
लौकी, टिण्डा, तौरी	1 कप

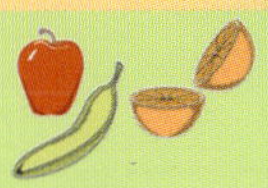

फल
(केला, आम, चीकू और अंगूर ज़्यादा न लें और दिन में दो बार अन्य फल लें।)

पपीता	1 कप
खरबूजा	1 कप
तरबूज	1 कप
अन्नानास	½ कप
संतरा	1
आलू बुखारा	1

ब्रेड और अनाज
(रोटी, चावल, कार्नफ्लेक्स) किसी भी समय 6 बार प्रतिदिन

कार्नफ्लेक्स	½ कप	पके हुए ब्राउन राइस	½ कप
ओट	2 बड़े च.	पका हुआ दलिया	½ कप
पीटा ब्रेड	1	पका हुआ पोहा	½ कप
तोरतिया	1	पका हुआ उपमा	½ कप
ब्राउन ब्रेड	1	पका हुआ साबूदाना	½ कप
रोटी	1		

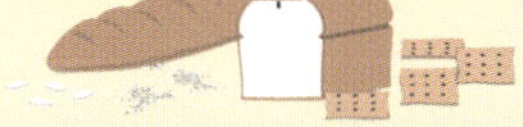

स्वास्थ्य के लिए गलत भोजन

टिन – फूड

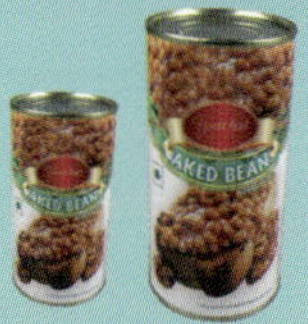

मक्खन या
क्रीम वाला केक

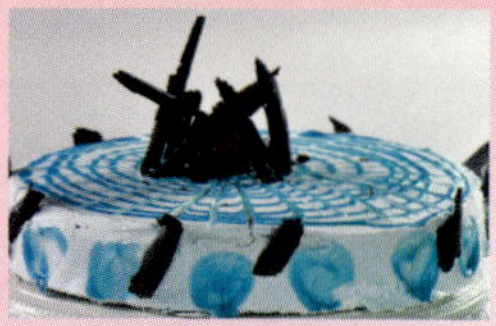

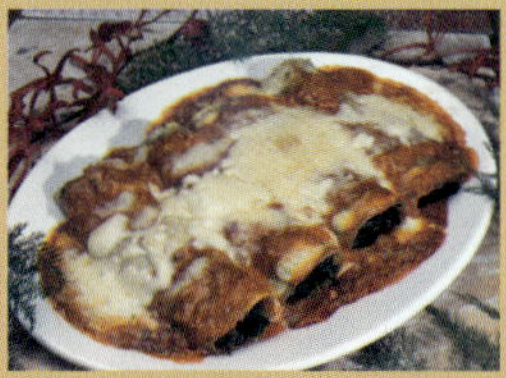

चीज़ पास्ता

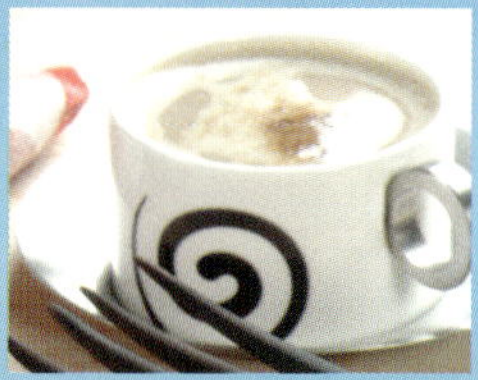

फुल क्रीम दूध से
बनी कॉफी या चाय

प्रोसेस चीज़,
टमाटो कैचप

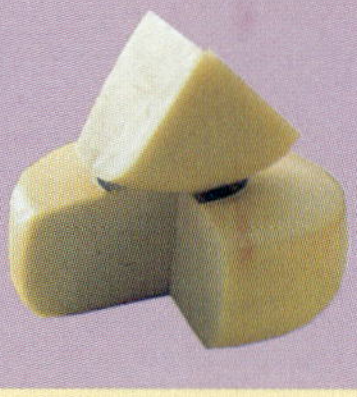

रिफाइंड चीनी
चॉकलेट

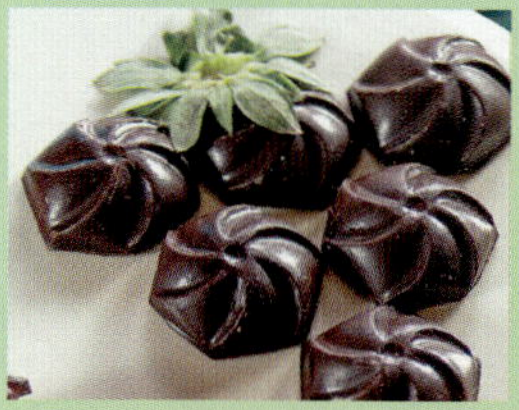

मैदा

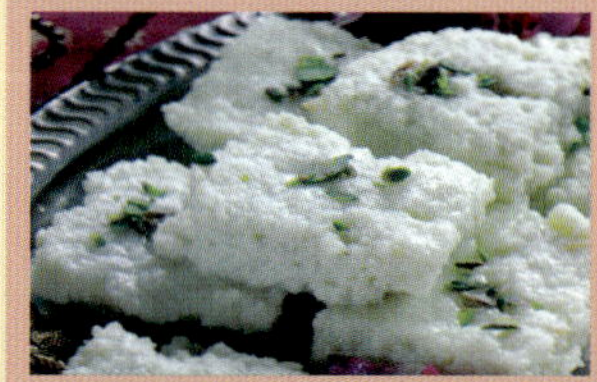

मीठा या खोये से
बनी मिठाइयां

पापड़, अचार

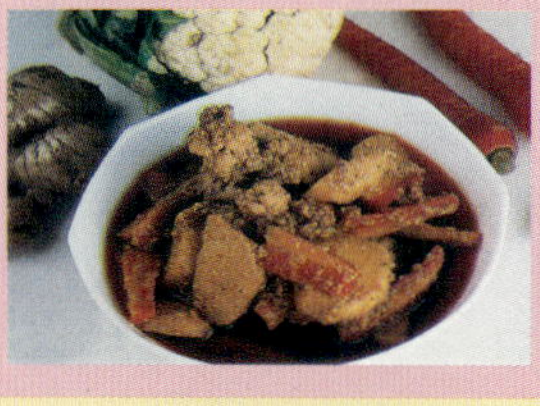

कोक या अन्य कोई
सॉफ्ट ड्रिंक

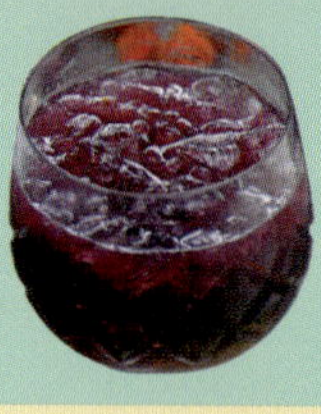

तला हुआ भोजन

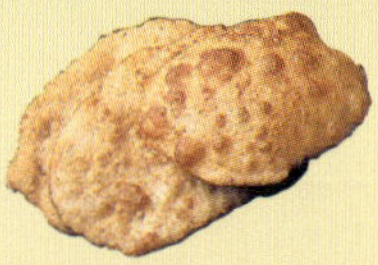

स्वास्थ्य के लिए लाभदायक भोजन

फल और सब्ज़ियां

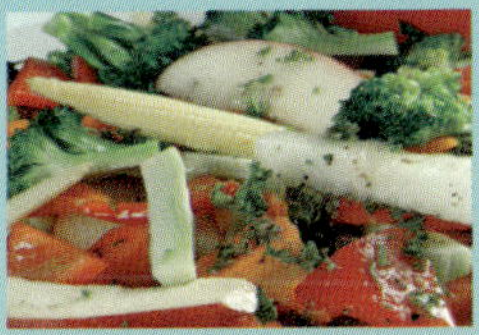

टोफू और अन्य सोया प्रोडक्ट

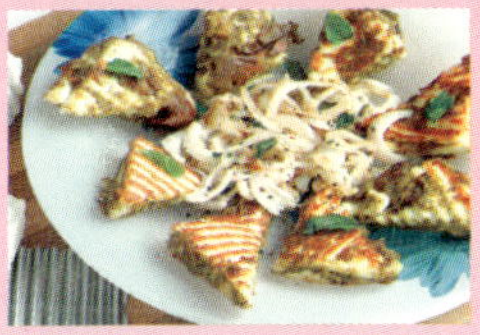

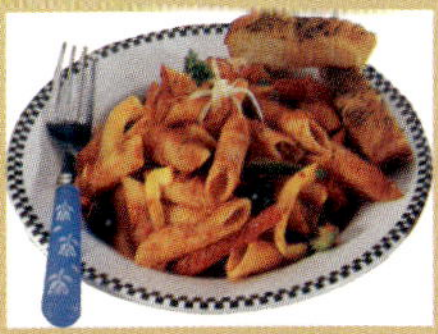

टमॉटो पास्ता

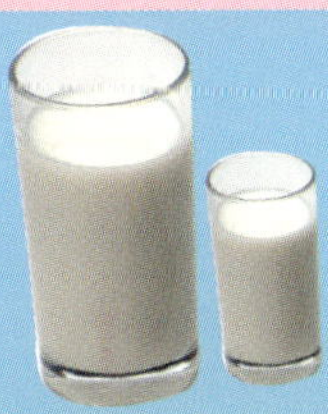

टोण्ड दूध

घर में बना पनीर, सूखे मेवे अखरोट या भुने हुए चने

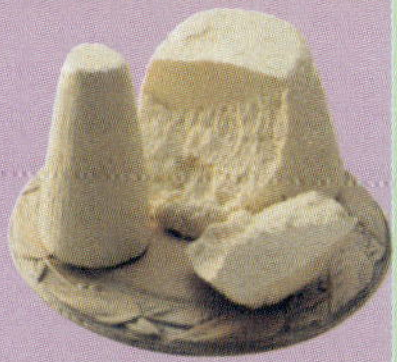

चीनी के स्थान पर शुगर फ्री पाउडर ले सकते हैं

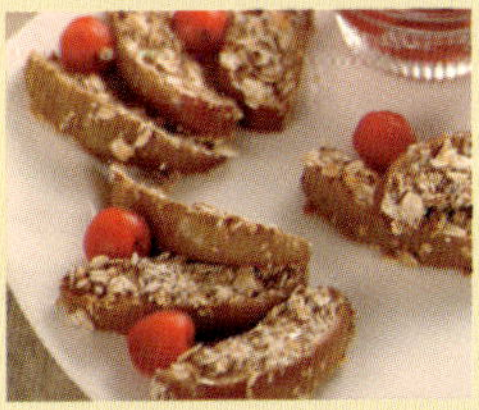

साबुत अनाज, जौ और ओट इत्यादि

मिठाइयां या खोये से बनी चीज़ें न लें बल्कि आप संदेश या रसगुल्ला खा सकते हैं।

ताज़ा सलाद और हरी चटनी

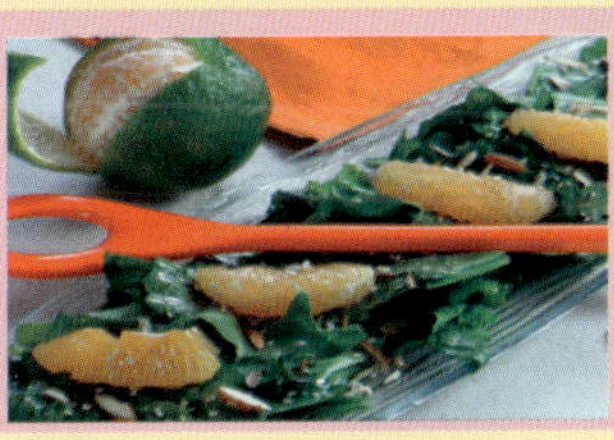

ताज़ा नीबू का रस शुगर फ्री पाउडर और सोडा डालकर पी सकते हैं।

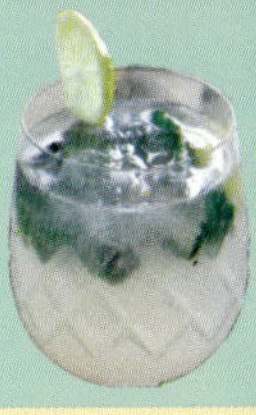

भुना हुआ, स्टीम किया हुआ और ग्रिल किया हुआ भोजन लें।

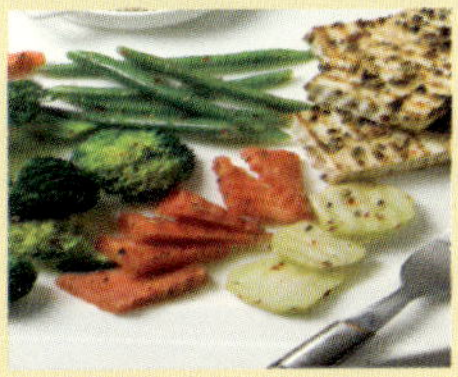

युक्तियाँ जिन्हें आप अपनायें

कैलोरी को जलाकर स्वस्थ रहें...

1. सैंडविच में मक्खन का प्रयोग किया जाता है, जोकि हमारे स्वस्थ के लिए हानिकारक है। सैंडविच बनाने के लिए मक्खन की जगह हम टंगा हुआ गाढ़े दही में नमक और काली मिर्च मिलाकर प्रयोग कर सकते हैं। ¼ कप घर में बना दही में एक छोटा च. मस्टर्ड और कुछ बूंदे टबास्को की डालकर स्प्रेड बनायें।

2. आप सही भोजन लेकर अपने शरीर को कैलारी जलाने की मशीन बनायें। अर्थात हानिकारक भोजन जैसे पापड़, अचार और टमॉटो कैचप इत्यादि जैसे खाने को 'न' कहें और ताज़े भोजन, चटनी, सलाद को स्वीकार करें।

3. जब कभी आपको पनीर या दही खाने की इच्छा करे तो हमेशा डबल टोण्ड दूध से दही और पनीर घर पर ही बनायें। टोण्ड दूध (लाइट मिल्क) से हमें कम कैलोरी मिलेंगी। टोण्ड दूध से हमें कैलोरी कम और कैल्शियम भरपूर मिलेगा। नेस्ले का स्लिम मिल्क और दही आप ले सकते हैं।

4. आप भोजन को चटपटा बनाने के लिए मसालों की जगह हरी मिर्च, मूली और रेड चिली फ्लैक्स का इस्तेमाल कर सकते हैं। चटपटा भोजन भूख को कम करता है और मैटाबोलिज़्म को तेज़ करता है।

5. यदि आपको मक्खन का स्वाद अच्छा लगता है तो आप भोजन बनाने के बाद ऊपर से ज़रा-सा मक्खन डालें। भोजन बनाने में कम तेल का प्रयोग करें।

6. शाम की चाय में आप कुकीज़ या क्रीम क्रेकर्स बिस्किट, जो दुगुनी कैलोरी देते हैं, ऐसे बिस्किट न लें। इनकी जगह आप मेरी या मोनेको बिस्किट लें। रस्क न लें। इसकी जगह आप एक खीरा/टमाटर सैंडविच हरी चटनी के साथ ले सकते हैं या टोस्टिड ब्रेड स्लाइस हरी चटनी के साथ लें।

7. रात का भोजन कोशिश करें कि रात 8.00 बजे से पहले कर लें। यदि आप रात के खाने के बाद भूख महसूस करें तो एक गिलास पतला, ठंडा दूध ले लें। कोशिश करें कि रात को भोजन कम करें। अगर आपको भूख अधिक लगती है तो शाम की चाय में सैंडविच या बिस्किट की मात्रा बढ़ा सकते हैं। पुरुषों को स्त्रियों की अपेक्षा कैलारी की आवश्यकता अधिक होती है इसलिए वह रात को थोड़ा भोजन अधिक खा सकते हैं।

8. शाम को 7.00 बजे के बाद कार्बोहाइड्रेड युक्त भोजन न लें। रात के भोजन में प्रोटीन की मात्रा बढ़ा दें। दालों में प्रोटीन के साथ कार्बोहाइड्रेड भी अधिक होता है, आप लंच में ही दाल लें। रात के भोजन के बाद अगर आप भूख महसूस करते हैं तो एक लंबे गिलास में ¾ कप दूध और ¼ कप पानी, 3-4 आइस क्यूब डालें और वनीला, इलायची या कॉफी डालकर शेक बनाकर पीयें। मीठे की इच्छा है तो थोड़ा शुगर फ्री पाउडर डालकर पीयें। इससे आपको संतुष्टि महसूस होगी। दूध प्रोटीन का एक अच्छा स्रोत है।

9. भोजन धीरे करें। जल्दबाजी में भोजन न करें। मुंह में ज़्यादा भोजन न लें। भोजन समय पर करें। भूख से अधिक भोजन न करें। आपका मस्तिष्क 20 मिनट बाद ही संदेश भेजता है कि आप का पेट भर गया है, इसलिए धीरे-धीरे भोजन करें।

10. महीने में दो बार आप बिना नमक के भोजन करें। फल और दूध का भोजन करें। यह हर 15 दिन में अपनायें।

11. तनाव होने पर अधिक और गलत तरीके का भोजन खाया जाता है। इसलिए तनाव से दूर रहें।

12. एक दिन में किसी भी समय कम से कम 30-35 मिनट की सैर करें।

कम कैलारी का भोजन बनाने के टिप...

- भोजन बनाते समय तेल डालने के लिए हमेशा चम्मच का प्रयोग करें। सीधा कड़ाही में तेल न डालें।
- नॉन-स्टिक बर्तन का प्रयोग करें।
- भोजन बनाने के कई तरीके हैं जिससे कम तेल या बिना तेल का भोजन बनाया जा सकता है। जैसे बेकिंग, स्टीमिंग, ग्रिलिंग, स्टर फ्राईंग आदि। आप इनमें कुछ भी चुन सकती हैं। इन तरीकों से भोजन बनाने में कम तेल की आवश्यकता होती है।
- अगर आप फ्राई भी कर रही हैं तो व्यंजन तलने के बाद व्यंजन को तेल सोखने वाले पेपर या टिश्यू पेपर पर रखकर फालतू तेल निकाल दें।
- भोजन बनाते समय तेल गर्म होने पर ही अन्य सामग्री डालें। तेल ठंडा होने पर खाना ज़्यादा तेल पी लेता है।

ब्रेकफास्ट

सुबह के नाश्ते को कभी न छोड़ें। सुबह का नाश्ता हमारे भोजन का खास हिस्सा होना चाहिए। इसमें कार्बोहाइड्रेड (अनाज, ब्रेड, फल और सब्ज़ियों) होने चाहिए। सुबह का नाश्ता हमारी भूख लगने की प्रक्रिया को ज़ारी रखता है। नई रिसर्च के अनुसार सुबह का नाश्ता हमारे कोलेस्ट्राल लेवल को कम करता है। जब सुबह का नाश्ता नहीं करते तो लंच में या जब भी हम भोजन करते हैं तो ज़रूरत से अधिक भोजन कर लेते हैं।

आमतौर पर यह धारणा है कि जब हम नाश्ता नहीं करते तो हमें ज्यादा भूख लगने लगती है। भोजन के समय हम थोड़ा लापरवाह हो जाते हैं, और आवश्यकता से अधिक खा लेते हैं। ब्रेकफास्ट में प्रोटीन की मात्रा संतुलित होनी चाहिए। इसलिए दूध की मात्रा या दूध से बने खाद्य पदार्थों की मात्रा बहुत अधिक न रखें। यद्यपि भोजन में प्रोटीन का होना आवयश्यक है लेकिन यह भोजन में संतुलित मात्रा में होनी चाहिए। लेकिन लोग इस बात पर विश्वास नहीं करते। ऐसे तत्व होने चाहिए जो कार्बोहाइड्रेड और प्रोटीन की मात्रा में भी संतुलित हों और संतुष्टि प्रदान करें। फल नाश्ते के साथ न लें। हमे फल कब खाना चाहिए, इन्हें खाने से क्या लाभ हैं, अगले पृष्ठ पर इसकी जानकारी देंगे...।

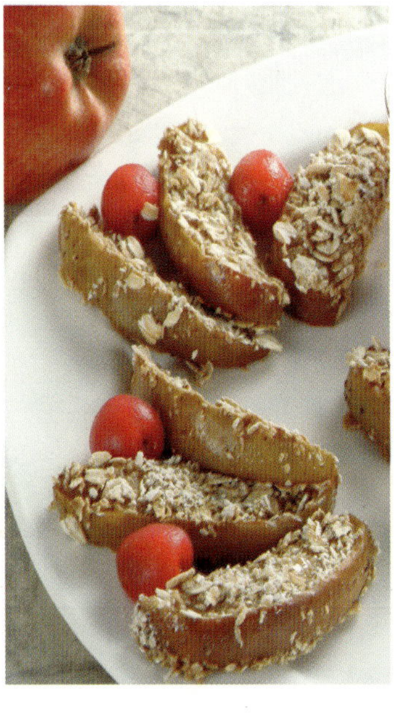

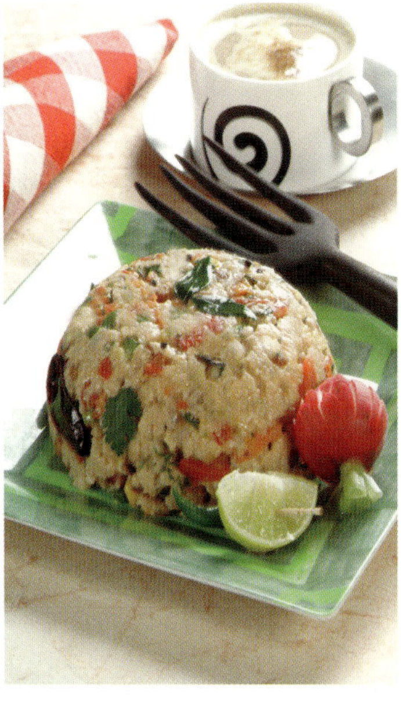

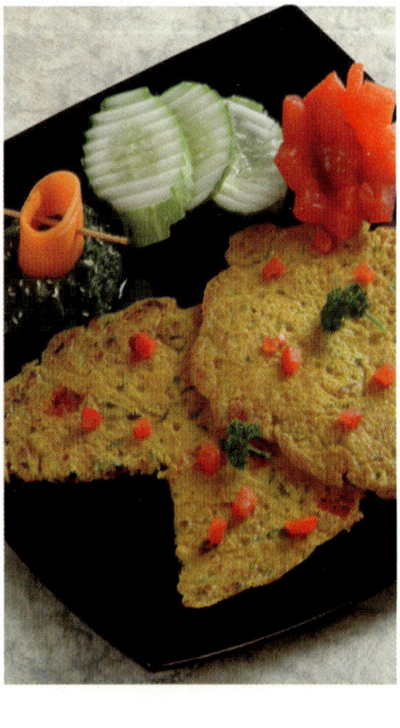

फल कब खायें...?

फल खाने से पहले कुछ न खायें। सुबह खाली पेट फल खाना अच्छा होता है। फल नाश्ते से 20 मिनट पहले खायें। फल भोजन के साथ न खायें।

फल को भोजन के साथ या भोजन के एकदम बाद न खायें। फल केवल खाली पेट ही खायें। फल पेट में पचने के लिए ज़्यादा समय नहीं रहते क्योंकि फल पहले से ही Predigested हैं। सभी फल (केवल केला, खजरू, एवं सूखे मेवे) के अलावा हमारे पेट में बहुत ही कम समय के लिए रहते हैं और 20-30 मिनट में ही आँत में से गुजर जाते है। फल अपने साथ किसी अन्य व्यंजन को पसंद नहीं करता। अगर फलों को अन्य भोजन के साथ खाया जाता है तब पेट में से निकल नहीं पाते क्योंकि अन्य भोजन कम से कम 1½ घंटे में पच पाता है। तरबूज गैस नहीं बनाता, अगर तरबूज को सुबह सबसे पहले खाली पेट खायें। लेकिन इसे भोजन के उपरांत खाने से यह आपको परेशान कर सकता है क्योंकि यह भोजन के साथ मिलकर जल्दी पचता नहीं है।

फलों की जगह आप जूस न पीयें। कोशिश करें कि आप फल अधिक खायें। फल हमें अधिक मात्रा में फाईबर देते हैं।

इंद्रधनुषी दृष्टिकोण

आप अपनी फलों की प्लेट को इंद्रधनुषी बनायें। फल खरीदते समय कई रंग के फल- सेब, आड़ू, कीवी, या अंगूर आदि खरीदें। फलों की मात्रा कम कर दें लेकिन भिन्नता अवश्य बढायें। इससे आप 4-5 तरह के फल ले पाएंगी और आपका बजट भी नहीं बिगड़ेगा। सभी फल थोड़ी-थोड़ी मात्रा में काटें, और सभी को मिक्स कर, परिवार के सभी सदस्यों के लिए प्लेट तैयार करें। इस तरह हर एक के पास एक इंद्रधनुषी प्लेट होगी।

कम खायें

केला, अंगूर, चीकू, और आम ऐसे फल हैं जिनमें कैलोरी अधिक होती है। इनका सेवन कम करें।

नोट :

क्या आप वास्तव में भूखे हैं या आप भ्रमित है ? सारे दिन भी फल नहीं खाते रहना चाहिए क्योंकि फल में भी कैलोरी होती है। एक संतरे में 70 कैलोरी अर्थात एक चपाती के बराबर कैलोरी होती है। फल में तरबूज या पपीता ही बार-बार लें क्योंकि इनमें पानी और फाईबर की मात्रा अधिक और कैलोरी की मात्रा कम होती है।

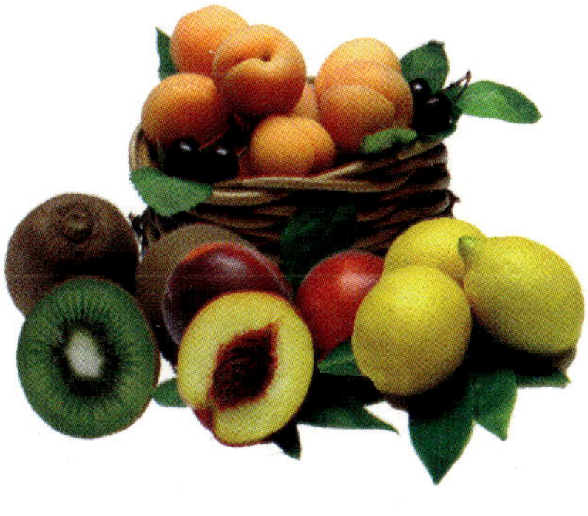

फाईबर और वज़न

साबुत अनाज, दालों, फलों और सब्ज़ियाँ में complex कार्बोहाइड्रेड होते हैं और इसमें फाईबर की मात्रा अधिक होती है। फाईबर युक्त भोजन लेने से हम जल्दी तृप्त हो जाते हैं अर्थात हम कम खाते हैं। इसके विपरीत हम तला हुआ भोजन अधिक खाने पर भी जल्दी संतुष्ट नहीं होते, और हम कैलोरी अधिक ले लेते हैं। वज़न कम करने के लिए हमें फाईबरयुक्त भोजन अधिक करना चाहिए।

फाईबर युक्त भोजन - बिना रिफाइंड अनाज (आटा, ओट, ब्राउन ब्रेड, ब्रान), दालें, फल और सब्ज़ियां लेने से वजन कम करने में मदद मिलती है। फाईबर फैट को खींच (absorb) कर लेता है। इसलिए जिस भोजन में फाईबर कम होता है उससे वज़न जल्दी बढ़ता है। इसलिए यह आवश्यक है कि भोजन में सलाद की मात्रा अधिक लें और अपने भोजन में फाईबर की मात्रा को बढ़ायें, जिससे शरीर में फैट का जमा होना कम हो सके।

अपने भोजन में हम फाईबर की मात्रा बढ़ा सकते है। चपाती बनाने के लिए *4* हिस्से आटा और *1* हिस्सा ब्रान का लें। परंतु चपाती कुछ सख्त बनेंगी। चपाती को मुलायम बनाने के लिए आटा दूध से गूंधें और सब्ज़ियों का भरावन भरें। हमेशा इस तरह की चपातियों को अपने भोजन में शामिल करें। ऐसा करने से आपका वज़न कंट्रोल में रहेगा।

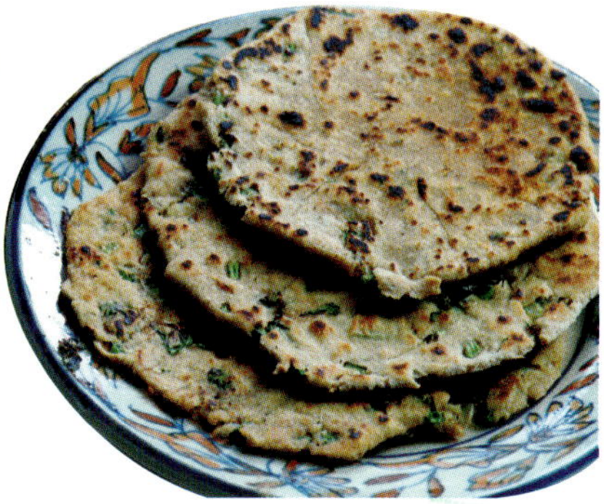

क्या आप पर्याप्त फाईबर ले रहे हैं ?

यह जांचने के लिए कि आप पर्याप्त फाईबर ले रहे कि नहीं, इसके लिए आपको अपने मल की जाँच करनी होगी। यदि आपका मल पानी में तैरता है तो आपके भोजन में फाइबर की मात्रा पर्याप्त है और मल डूब जाता है तो आपको अपने भोजन में फाईबर की मात्रा बढ़ानी होगी।

नमक का प्रभाव

अगर आप अपने भोजन में नमक की मात्रा अधिक लेंगे तो आपका वज़न कम करना मुश्किल होगा। सलाद में नमक का प्रयोग बिल्कुल न करें और भोजन में नमक की मात्रा कम कर दें।

जब हम अधिक मात्रा में नमक लेते हैं तो हमारे शरीर में पानी की मात्रा बढ़ जाती हैं, तब वज़न कम करना मुश्किल हो जाता है। आपका शरीर प्रतिदिन बड़ी ही सावधानी से नमक को नियंत्रित करता है। जब आप पहली बार नमक की मात्रा कम लेंगे तब भोजन फीका या बेस्वाद लगेगा लेकिन दो सप्ताह बाद सब ठीक हो जायेगा। अपने भोजन में नमक की मात्रा नियंत्रित कीजिए। सलाद में नमक न लें। नींबू पानी में नमक की जगह ताजी पिसी काली मिर्च डालें। यदि 15 दिन में एक बार रात का भोजन बिना नमक का भोजन लें, तो शरीर में नमक की मात्रा को कंट्रोल कर सकते हैं।

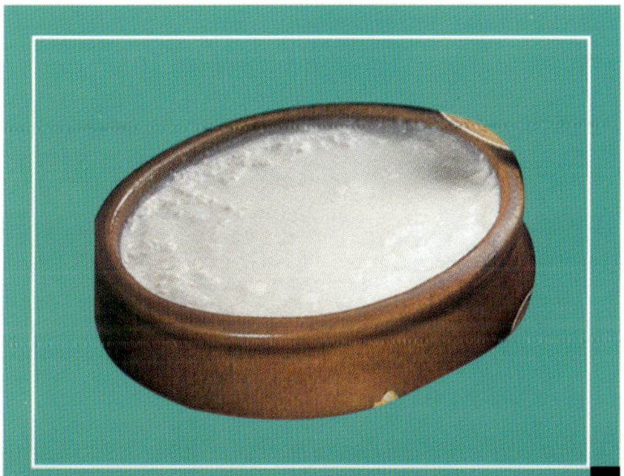

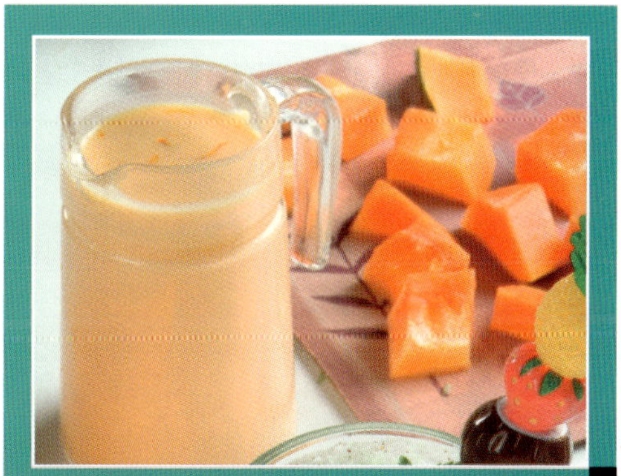

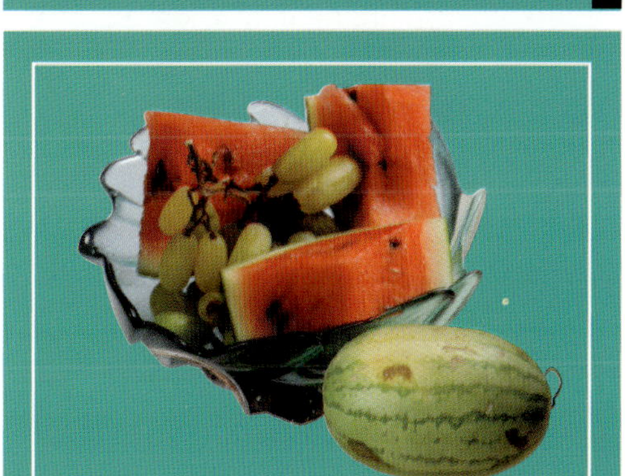

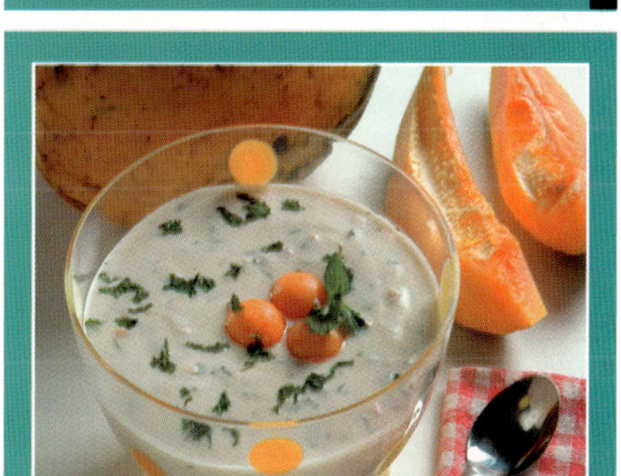

कुछ सुझाव
एक सप्ताह में वज़न कम करने के लिए

7 दिनों में आप स्लिम...

सुनहरे नियम जो आप अपनी डायट शुरु करने से पहले ध्यान रखें...

1. संयम रखकर, थोड़ा भोजन करना मोडर्रेशन कहलाता है। वज़न कम करने के लिए अन्य तरीका नहीं है। पेट भरने पर दोबारा सब्ज़ी न लें। एक गिलास पानी पी लें। जब आपकी कभी कुछ खाने की तीव्र इच्छा हो, उस समय आप 2-3 बादाम और आधा अखरोट लें। यह आपकी ओमेगा-3 (omega-3) की आवश्यकता को पूरी करेगा। या आप 3 बड़े च. (आधी कटोरी) भुने चने या रोस्टेड नमकीन ले सकते हैं।

2. आप अपनी भूख और प्यास को समझें। बीच-बीच में आप पानी पीते रहें, जिससे आपको अतिरिक्त भोजन खाने की इच्छा न करे।

3. क्या आप पौष्टिक कैलोरी लेते हैं, कुकीज़ की जगह आप 3-4 बादाम, 4-6 किशमिश लें। अगर आप डायट प्लान पर हैं तो कुकीज़ को अपनी डायट का हिस्सा न बनायें।

4. किचन की शॉपिंग आप सोच-समझ कर करें। खाद्य साामग्री सोच-समझ कर खरीदें। ऐसा न करें कि जो आपको स्वाद में अच्छा लगे, उसे आप खरीदें। फल और सब्जियां खरीदते समय हर रंग को शामिल करें। अलग-अलग रंग की चीज़ों में भिन्न-भिन्न विटामिन, मिनरल और न्यूट्रीशन पाये जाते हैं। जब आप फलों को मिलाकर खायें तो बहुत ज़्यादा प्लेट भरकर न खायें। फलों से भी कैलोरी मिलती है। सब्ज़ियां खरीदते समय सभी रंगों की सब्ज़ियां खरीदें। अगर हरी सब्ज़ियां जैसे मटर/धीया/पालक/बींस लंच में ली हों तो रात में अन्य रंग की सब्ज़ियों लें। ऐसी सब्ज़ियां जिनमें पानी की मात्रा अधिक है जैसे फूलगोभी, मशरूम, भिण डी या शिमला मिर्च ज़्यादा खायें। गाजर और कद्दू अधिक मात्रा में न लें।

5. भोजन बनाते समय हमेशा तेल की मात्रा चम्मच से ही मापकर डालें। सीधा कढ़ाही में तेल न डालें। गलती से 2 छोटे च. ज्यादा तेल पड़ जाने पर भोजन में कैलोरी की मात्रा 90 कैलोरी ज्यादा हो जाएगी। आप अपने एक भोजन को पूरी तरह से ऑयल फ्री भी बना सकती हैं। आप एक दिन में 2-3 छोटे च. तेल की मात्रा ले सकते हैं।

6. आप भोजन छोड़कर कर स्लिम होने की न सोचें। आप खाना समय पर ही खायें लेकिन भोजन में खाने की मात्रा को कम कर दें।

7. पनीर या दही टोण्ड मिल्क से बना ही लें। टोण्ड दूध का ही प्रयोग करें।

8. ऐसे पदार्थ जिनसे तेल निकलता हो, कम लें। इसमें कैलोरी की मात्रा अधिक होती है। इसलिए अपने भोजन में आप कॉर्न, नारियल और तिल कम शामिल करें।

9. जिन फलों और सब्ज़ियों में पानी की मात्रा अधिक होती है उन्हें खानें से भूख कम महसूस होती है। इसलिए भूख लगने पर ऐसे फल और सब्ज़ियां जैसे- पपीता, खरबूजा, सेब, संतरा इत्यादि खायें। इससे आपको तृप्ति मिलेगी।

10. अपनी आदत बनायें कि रात का भोजन, आप सोने से 2 घंटे पहले कर लें।

11. भोजन करते समय ग्रेवी को कम ही खायें क्योंकि इसमें तेल की मात्रा अधिक होती है।

12. रात के भोजन के बाद कोई भी स्नैक न लें। भूख लगने पर एक बड़ा गिलास कोल्ड कॉफी जो आप एक कप दूध में ½ कप ठंडा पानी, बर्फ की मात्रा अधिक और थोड़ा शुगर फ्री डालकर पीयें।

13. सुबह सबसे पहले एक गिलास गर्म पानी में ½ नींबू का रस डालकर पीयें। पूरे दिन में कम से कम 8 गिलास पानी पीयें।

14. व्यायाम को अपनी दिनचर्या का हिस्सा बनायें। आप योगा, पैदल चलना, खेलना या नृत्य करें। व्यायाम हमारे स्वस्थ जीवन के लिए आवश्यक है।

बाइबल के शब्द

अपने भोजन में हरी सब्ज़ियां और अन्य सब्ज़ियों की मात्रा अधिक रखें। मीट, मछली, चिकन, फुल क्रीम दूध से बने पदार्थ और तेल कम लें। शाकाहारी भोजन ज़्यादा लें।

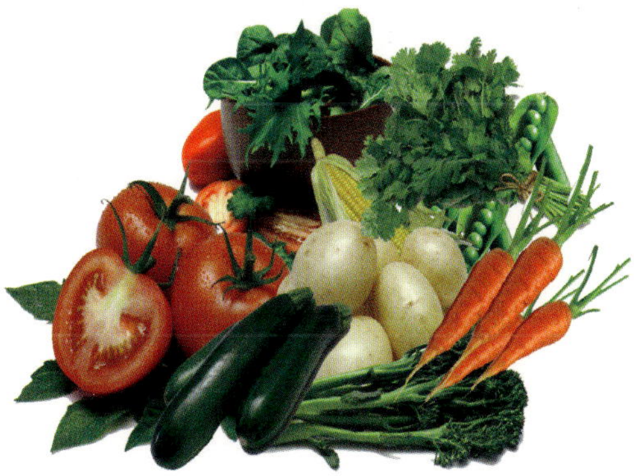

दिन 1

एक गिलास गर्म पानी लें। ½ छोटा च. शहद और एक छोटा च. नींबू का रस डालें।
सुबह सबसे पहले यही पानी पियें। 8 कैलोरी

सुबह की चाय 40 कैलोरी

एक कप कम दूध की चाय शुगर फ्री पाउडर डालकर पीयें। एक मेरी/मोनेको बिस्कुट लें। रस्क न लें।

सुबह का नाश्ता 230 कैलोरी

घर में बने 2-3 बड़े च. पनीर से दो पनीर टोस्ट बनायें। पनीर एक कप टोण्ड दूध से बनायें। भरावन के लिए पनीर में ¼ छोटा प्याज़, ½ टमाटर और ½ हरी शिमला मिर्च और हरी मिर्च मिलायें।

1 गिलास सादी लस्सी बनायें । लस्सी 3 बड़े च. दही और हरा धनिया मिलाकर बनायें। या एक गिलास कोल्ड कॉफी (¾ कप दूध में अधिक मात्रा में बर्फ मिलाकर) पतली कॉफी बनायें। या स्मूथी लें। स्मूथी में दूध और दही कम मात्रा में लें तथा फलों की मात्रा अधिक रखें।

मध्यांतर का स्नैक 60 कैलोरी

पपीता या सेब या संतरा या अमरूद - कोई भी एक मौसम का फल लें

दोपहर का भोजन 150 कैलारी

मिक्स अचारी सब्ज़ियाँ लें।

1-2 ओट ब्रान रोटी - मध्यम आकार

शाम की चाय 80 कैलोरी

एक कप कम दूध और बिना चीनी की चाय पीयें। दो मेरी /मोनेको बिस्कुट लें या 2 बड़े च.भुने हुए चने, या 2-3 बादाम, या एक ब्राउन ब्रेड हरी चटनी के साथ लें।

रात का भोजन 370 कैलोरी

100 ग्रा. रेडिमेड टोफू/पनीर या खूब सारी स्टीम या माइक्रोवेव की हुई सब्ज़ियां (हरी, लाल और सफेद रंग की सब्ज़ियों को शामिल करें) जीरो ऑयल प्याज-इमली की चटनी के साथ लें। रोटी या चावल न लें।

कुल कैलोरी (प्रतिदिन) : 938 कैलोरी

ओट ब्रान रोटी

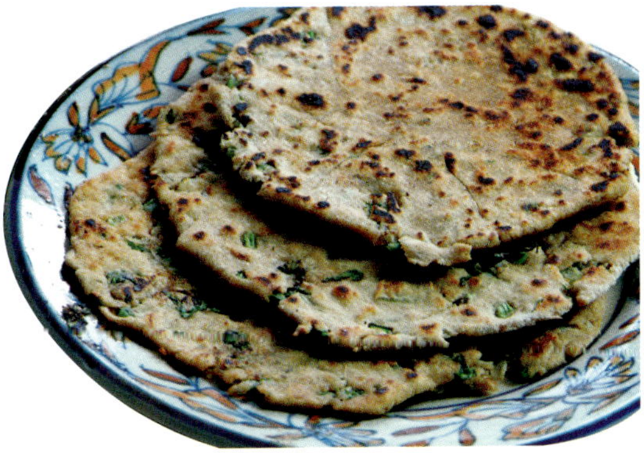

(भरावन में आप मूली या फूलगोभी या धनिया या प्याज का प्रयोग करें)

ओट ब्रान में काफी मात्रा में फाईबर होता है। आटे के बराबर ही आप ओट ब्रान लें। चाहें तो भरावन भरें। यदि आप पसंद करें तो कद्दूकस की हुई लौकी और थोड़े दूध से आटा गूंधकर मुलायम रोटी बनायें।

कैलोरी प्रति व्यक्ति 70 बनेंगी : 8 रोटियां

सामग्री

1 कप आटा, 1 कप ओट ब्रान

मूली भरावन – (ऐच्छिक)

1 मूली, हरे पत्ते भी काट लें

नमक व लाल मिर्च पाउडर स्वादानुसार

विधि

1. आटा गूंधते समय दोनों आटे (आटा, ओट्स ब्रान) बराबर मात्रा में लेकर गूंधें। 30 मिनट तक ढककर अलग रखें। (आप दोनों आटे मिलाकर भविष्य में प्रयोग के लिए एक बड़े कंटेनर में रख सकती हैं)।
2. पानी के छींटे मारकर 2-3 मिनट आटे को दुबारा गूंधें जिससे आटा मुलायम हो जाये।
3. भरावन के लिए मूली की पत्तियां बारीक काटें और मूली को कद्दूकस करें, मूली को अच्छी तरह निचोड़कर पानी निकाल लें। मूली में कटी हुई मूली की पत्तियां, नमक और मिर्च पाउडर स्वादानुसार मिलायें। भरावन भरकर रोटी बनायें। परोसें।

जीरो ऑयल प्याज़ चटनी

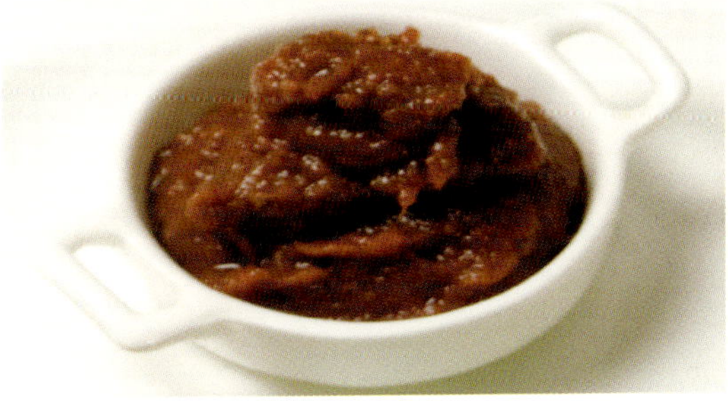

कैलोरी प्रति व्यक्ति 20 बनेगी : ½ कप

सामग्री

2 बड़े प्याज – मोटे कटे हुए

10-12 ताजे करी पत्ते, 2 छोटे च. लाल मिर्च पाउडर

1 इमली की छोटी गांठ – बिना बीज की

1 छोटा च. नमक, या स्वादानुसार

विधि

1. पैन गर्म करें। प्याज़ और करी पत्ते डालें। 7-8 मिनट धीमी आँच पर चलायें। प्याज़ को मुलायम होने दें। आँच से उतारें। ठंडा करें।
2. मिक्सर में इमली, लाल मिर्च पाउडर, नमक, ¼ कप पानी के साथ पीसकर पेस्ट बनायें।

अचारी मिक्स वेजिटेबल

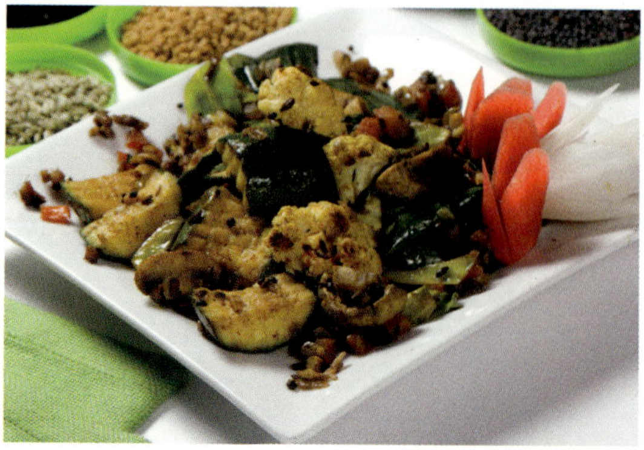

कैलोरी प्रति व्यक्ति 75 | 1 व्यक्ति

सामग्री

4-5 पत्तागोभी की पत्तियां - 1" टुकड़ों में काट लें
6-8 फूलगोभी के टुकड़े
6-8 मशरूम - दो टुकड़ों में काट लें
½ छोटी जुखिनी - 1" क्यूब में काट लें
½ छोटा च. ऑलिव ऑयल
½ टमाटर - बारीक कटा हुआ
1 छोटा प्याज - बारीक कटा हुआ
1 बड़ा च. दूध (ऐच्छिक)
1 छोटा च. बारीक कटा हुआ अदरक
¾ छोटा च. नमक या स्वादानुसार
¼ छोटा च. हल्दी पाउडर
1 छोटा च. धनिया पाउडर
½ छोटा च. लाल मिर्च पाउडर

अचारी तड़का

(1 छोटा च. पंचफोरन या अचारी मसाला)

एक चुटकी मेथी दाना
¼ छोटा च. कलौंजी
¼ छोटा च. सरसों
½ छोटा च. जीरा
½ छोटा च. सौंफ

विधि

1. छौंक के लिए अचारी मसालों को इकट्ठा करें। कड़ाही में ½ छोटा च. तेल गर्म करें, अचारी मसाले डालें। कुछ सैकिण्ड बाद प्याज़ डालें। हल्की आँच पर प्याज़ को सुनहरा होने दें। दूध डालें।
2. अदरक मिलायें। नमक, हल्दी, धनिया पाउडर, और लाल मिर्च पाउडर डालें। कुछ सैकिण्ड चलायें।
3. धुली हुई सब्ज़ियां डालें और कुछ मिनट चलायें। ¼ कप पानी डालें। ढककर 10 मिनट तक पकायें। टमाटर डालकर मिलायें। गरम परोसें।

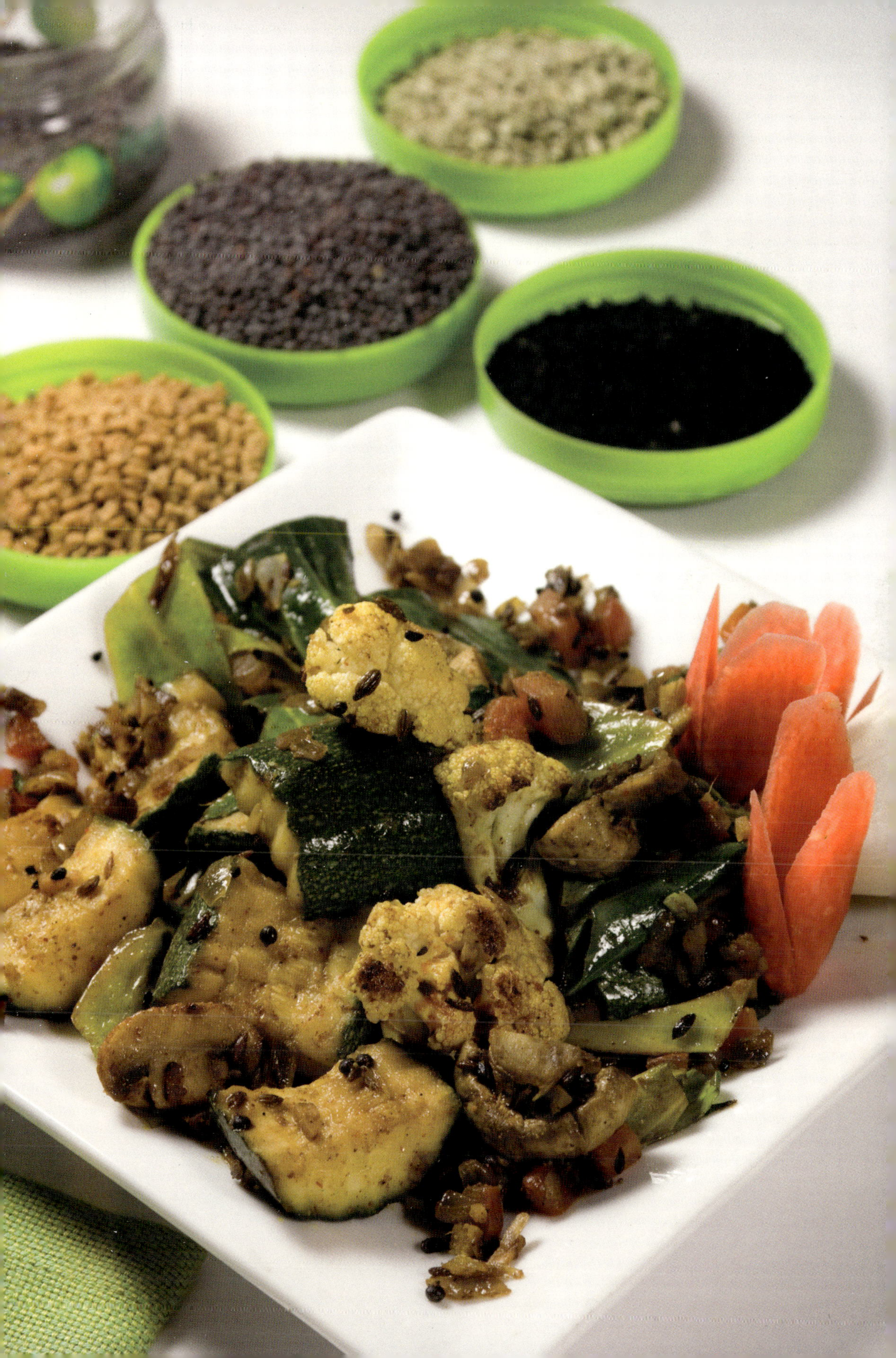

टोफू विद वेजीज़

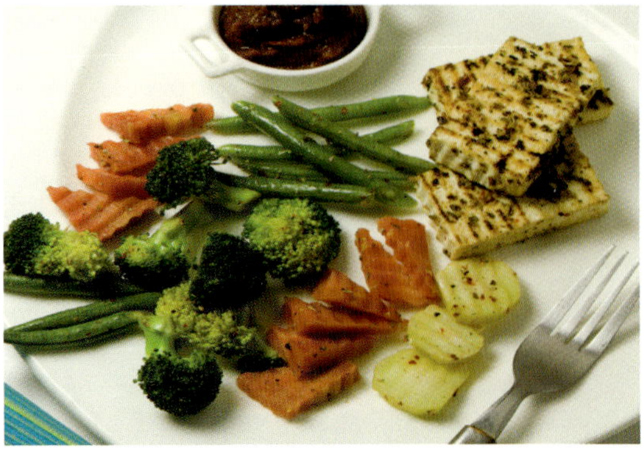

टोफू और सब्ज़ियां काटकर तैयार रखें। परंतु टोफू को पैन फ्राई और सब्ज़ियों को माइक्रोवेव परोसे जाने के समय करें।

कैलोरी प्रति व्यक्ति 350 1 व्यक्ति

सामग्री

100 ग्रा. एक्सर्टा फर्म टोफू/पनीर - 3-4 स्लाइस काटें

या

200 ग्रा. चिकन/फिश फिले, 2 छोटा च. नींबू का रस

½ छोटा च. (प्रत्येक का) नमक, काली मिर्च, ओरगेनो रेड चिली फ्लैक्स

1 छोटा च. अदरक या लहसुन का पेस्ट

½ छोटा च. ऑलिव ऑयल

सर्दियों के मौसम की सब्ज़ियां

1 छोटी ब्रोकली - छोटे टुकड़े करें, डंठलों को छील लें और स्लाइस करें

8-10 बींस - साबुत रखें

¼ गाजर - छीलें और तिकोने पतले स्लाइस काटें

गर्मियों के मौसम की सब्ज़ियां - ऐच्छिक

5 टिण्डे या छप्पन कद्दू - छीलें और भरावन के लिए चीर लगायें, 6-8 बींस - साबुत रखें

4 गोल स्लाइस लौकी लगभग ½" मोटे स्लाइस के दो टुकड़े कर लें

8-10 पालक के पत्ते - डंठल रहने दें

¾ छोटा च. नमक ½ छोटा च. धनिया पाउडर

¼ छोटा च. लाल मिर्च पाउडर, 1 छोटा च. चाट मसाला

विधि :

1. टोफू या चिकन को कपड़े पर सुखा लें और मेरीनेड की सभी सामग्री को मिलाकर चिकन/टोफू को मेरीनेट कर अलग रखें।
2. परोसते समय सभी सब्ज़ियों को धोएं और एक बड़ी, चपटी माइक्रोवेव डिश में फैलाकर अलग-अलग रखें। प्लास्टिक रैप से ढककर 4 मिनट माइक्रोवेव करें। माइक्रोवेव से निकालें और तुरंत नींबू का रस, नमक, काली मिर्च और मसाले डालें।
3. एक नॉन-स्टिक तवा लें और ½ छोटा च. तेल डालकर टोफू को तवे पर ग्रिल करें। दोनों साइड से सेकें जब ब्राउन और क्रिस्पी हो जायें तब ही पलटें। सब्ज़ियों और टोफू के साथ प्याज़ की चटनी बनायें और एक छोटी बाउल में परासें।

1. गर्मियों के मौसम में मौसम की सब्ज़ियां प्रयोग करें। सब्ज़ियों धो लें। सभी मसाले मिलायें और टिण्डों में भरें। बचा हुआ मसाला दूसरी सब्ज़ियों पर बुरकें और मिलायें। एक बड़ी चपटी माइक्रोवेव डिश में सभी सब्ज़ियों को फैलाकर रखें। ढककर 4-5 मिनट तक माइक्रोवेव करें।

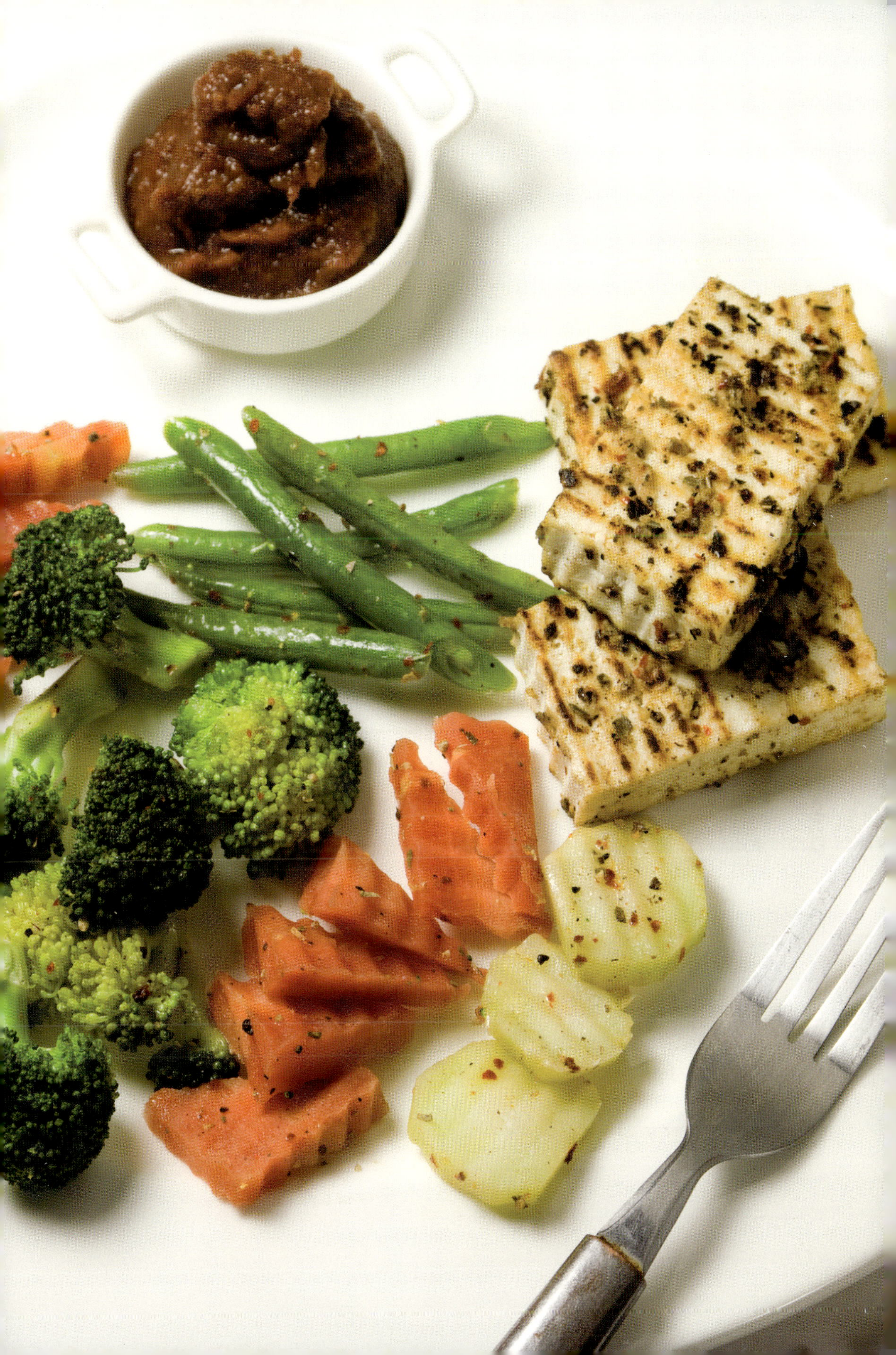

दिन 2

एक गिलास गर्म पानी लें। ½ छोटा च. शहद और एक छोटा च. नींबू का रस डालें। सुबह सबसे पहले पियें।

8 कैलोरी

सुबह की चाय 40 कैलोरी

एक कप कम दूध की चाय शुगर फ्री पाउडर डालकर पीयें। एक मेरी/मोनेको बिस्कुट लें। रस्क न लें।

सुबह का नाश्ता 215 कैलोरी

3 बड़े च. (30 ग्रा.) वीट फ्लेक्स या म्यूज़ली लें। इसमें ¼ केला, ½ सेब और ¾ कप दूध डालें और फ्रिज़ में 5 मिनट के लिए रखें जिससे मिश्रण में मीठापन आ जायें। अब फ्रिज से निकालकर सीरयल डालें और तुरंत खायें।

या

2 टोस्टिड स्लाइस और कोल्ड कॉफी या एक कप टोण्ड दूध और शुगर फ्री पाउडर से फ्रूटी शेक बनाकर पीयें। इसमें थोड़ी बर्फ का प्रयोग ज्यादा करें और लंबे गिलास में डालकर पीयें।

मध्यांतर का स्नैक 60 कैलोरी

कोई एक फल लें।

दोपहर का भोजन 295 कैलोरी

उबले हुए प्याज़ के पेस्ट से मिक्स वेजिटेबल ग्रेवी बनायें और 1 कटोरी दही या रायते के साथ लें। एक सोया रोटी बनायें जिसमें 1 भाग सोया आटा और 4 भाग आटा लें।

शाम की चाय 100 कैलोरी

1 कप चाय, 2 फाईबर बिस्कुट या मिक्स नट्स (3 बादाम, एक अखरोट, 4-5 किशमिश) लें या एक टोस्ट लें।

रात का भोजन 175 कैलोरी

सेलरी और टमॉटो सूप लें।

बेक स्पिनैच रोल (वेजिटेबल या पनीर का भरावन भरें)।

कुल कैलोरी (प्रतिदिन): 893

टमाटो एंड सेलरी सूप

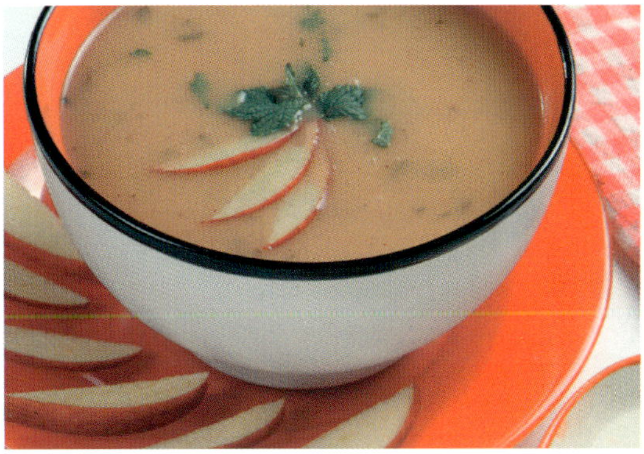

कैलोरी प्रति व्यक्ति 50 2 व्यक्ति

सामग्री

250 ग्रा. (3½) टमाटर - मोटे कटे हुए
200 ग्रा. (½ छोटी) लौकी - छीलकर कटी हुई
1 मोटी पूरी सेलरी की डंडी - कटी हुई
या
½" टुकड़ा अदरक
6-8 साबुत काली मिर्च
1" दालचीनी, 2 लौंग
1 छोटा च. नमक
4-5 बेज़िल की पत्तियां - मोटी कटी हुई
या
2 बड़े च. कटा हरा धनिया

विधि :

1. प्रेशर कुकर गर्म करें। काली मिर्च, लौंग और दाल चीनी डालकर धीमी आंच पर 2-3 मिनट तक भूनें। सेलरी या अदरक डालें। एक मिनट चलायें। 2 कप पानी डालें। बेज़िल/धनिया पत्ती को छोड़कर सारी सामग्री डालें। एक सीटी आने दें। धीमी आँच पर 4-5 मिनट रखें। आँच से उतारें।
2. ठंडा करें और मिक्सर में पीस लें। प्यूरी को छान लें। सूप को उबालें। बेज़िल या धनिया पत्ती डालें। बेज़िल का स्वाद और गाढ़ापन आने तक 3-4 मिनट उबालें। आवश्यकतानुसार कुटी हुई काली मिर्च डालें। गर्म परोसें।

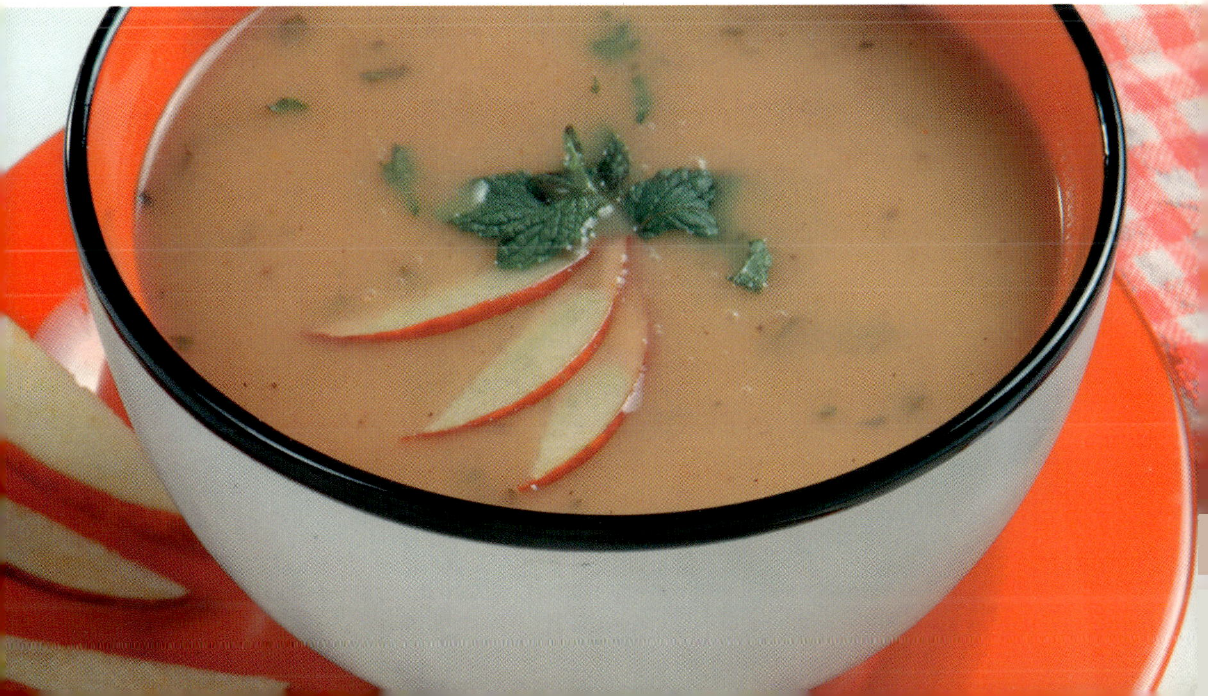

वेजिटेबल करी

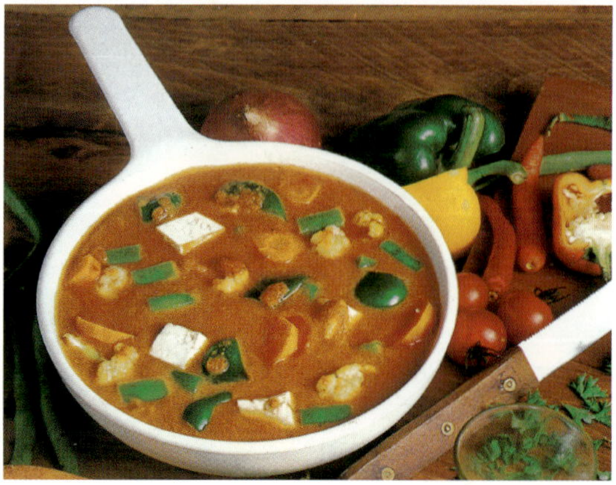

कैलोरी प्रति व्यक्ति 125 1 व्यक्ति

सामग्री

10 बींस - कटी हुई
1 शिमला मिर्च - कटी हुई
½ गाजर - कटी हुई
3-4 टुकड़े फूलगोभी
25 ग्रा. पनीर - छोटे चौकोर टुकड़े काटें
¾ छोटा च. नमक
¼ छोटा च. देगी मिर्च
¼ छोटा च. गर्म मसाला
1 छोटा च. धनिया पाउडर
1 छोटा च. पाव भाजी / चना मसाला या स्वादानुसार
½ छोटा च. तेल
½ छोटा च. जीरा

उबले प्याज़-टमाटो पेस्ट

1 प्याज़ - कटा हुआ
2 टमाटर - कटे हुए
1 हरी मिर्च कटी हुई
1 कली लहसुन - कटा हुआ
1 छोटा च. अदरक
½ कप पानी

विधि :

1. प्याज़-टमाटर पेस्ट की सभी सामग्री को एक साथ उबालें। ढककर 5 मिनट मुलायम होने तक धीमी आँच पर पकायें। आँच से उतारें। जब मिश्रण पूरी तरह ठंडा हो जाये तब पीस कर अच्छा पेस्ट बनायें।
2. एक छोटी कढ़ाही में ½ छोटा च. तेल गर्म करें। जीरा डालें, जब जीरे का रंग बदल जाये, तुरंत प्याज़ टमाटर का पेस्ट डालें। सूखने तक चलायें।
3. सब्ज़ियां और मसाले डालें। 3-4 मिनट धीमी आँच पर पकायें। 1 कप पानी डालें। उबाल आने दें। ढककर धीमी आँच पर सब्ज़ियों के पकने, लगभग 5 मिनट गाढ़ी ग्रेवी बनने तक पकायें। मसाला ग्रेवी बन जाये तब पनीर, चना मसाला या पावभाजी मसाला डालें। अच्छे से मिलायें। सोया रोटी और बथुआ या पालक के रायते के साथ परोसें।

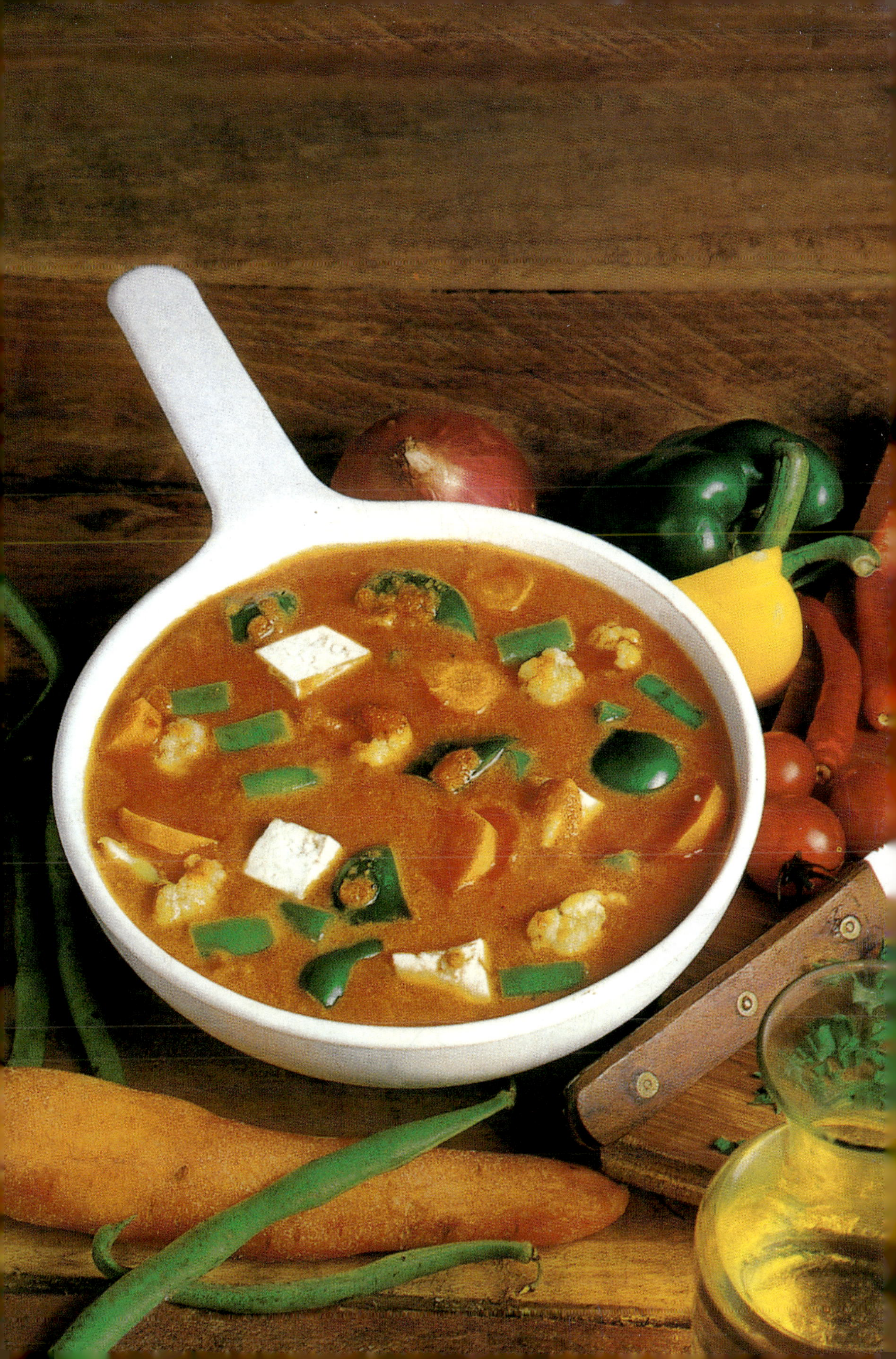

बेक स्पिनैच रोल

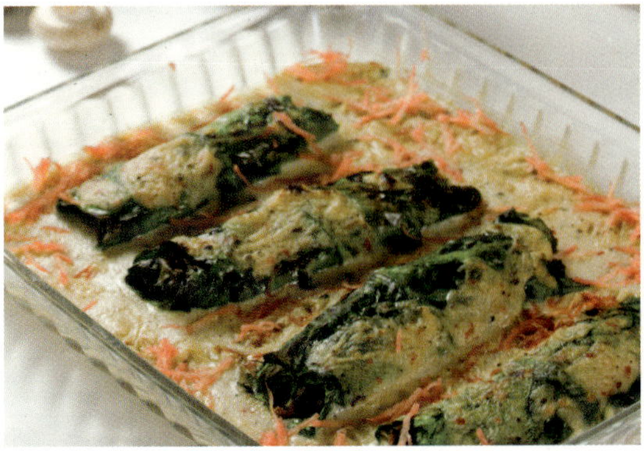

इस वाइट सॉस में फैट नहीं है और इस प्रकार कैलोरी की मात्रा काफी हद तक कम की गई हैं। इस सॉस में आप पास्ता और कुछ सब्ज़ियां या चिकन मिलाकर भी लंच में इसे ले सकते हैं

कैलोरी प्रति व्यक्ति 150 | 1 व्यक्ति

सामग्री

8 बड़े पालक के पत्ते

भरावन

¼ प्याज़ - बारीक कटा हुआ

6 मशरूम - बहुत बारीक कटे हुए

1 शिमला मिर्च - बारीक कटी हुई

½ कप बहुत बारीक कटी हुई पत्तागोभी

2 बड़े च. कद्दूकस की हुई गाजर

1 छोटा च. बारीक कटी हुई अदरक या लहसुन

1 हरी मिर्च - बारीक कटी हुई

2 बड़े च. कटा धनिया

¾ छोटा च. नमक

¼ छोटा च. काली मिर्च पाउडर या स्वादानुसार

सॉस

1 बड़ा च. आटा

1¼ कप दूध

½ छोटा च. नमक

¼ छोटा च. काली मिर्च

½ छोटा च. रेड चिली फ्लैक्स

½ छोटा च. ओरगेनो

विधि :

1. भरावन के लिए कड़ाही गर्म करें। कटा प्याज़ डालें। मुलायम होने तक भूनें। अदरक/लहसुन और मशरूम डालें और 2 मिनट तक पकायें। शिमला मिर्च, पत्तागोभी, गाजर और हरी मिर्च डालें। अच्छे से मिलायें। हरा धनिया डालें। स्वादानुसार नमक और काली मिर्च डालें। 2-3 मिनट चलायें। आँच से उतारें। अलग रखें।
2. पालक के पत्तों को ब्लंच करने के लिए एक मिनट तक गर्म पानी में रखें। पानी से निकालें। एक पत्ता लें, एक बड़ा च. मिश्रण पत्तों के किनारे पर रखकर पत्तों को रोल करें।
3. सॉस की सारी सामग्री कड़ाही में मिलायें। आँच पर रखें। उबालें। चलाते रहें। जब दूध उबलने लगे तब आँच कम कर दें और 2-3 मिनट पकायें। चम्मच पर परत चढ़ने और सॉस जैसा गाढ़ापन आने तक पकायें।
4. ऑवन प्रूफ फ्लेट डिश में 2 बड़े च. सॉस फैलायें। रोल रखें। ऊपर कद्दूकस की हुई गाजर बुरकें। इसके ऊपर सॉस डालें। प्रीहीट ऑवन में 5 मिनट सुनहरे ब्राउन धब्बे आने तक ग्रिल करें। सूप के साथ परोसें।

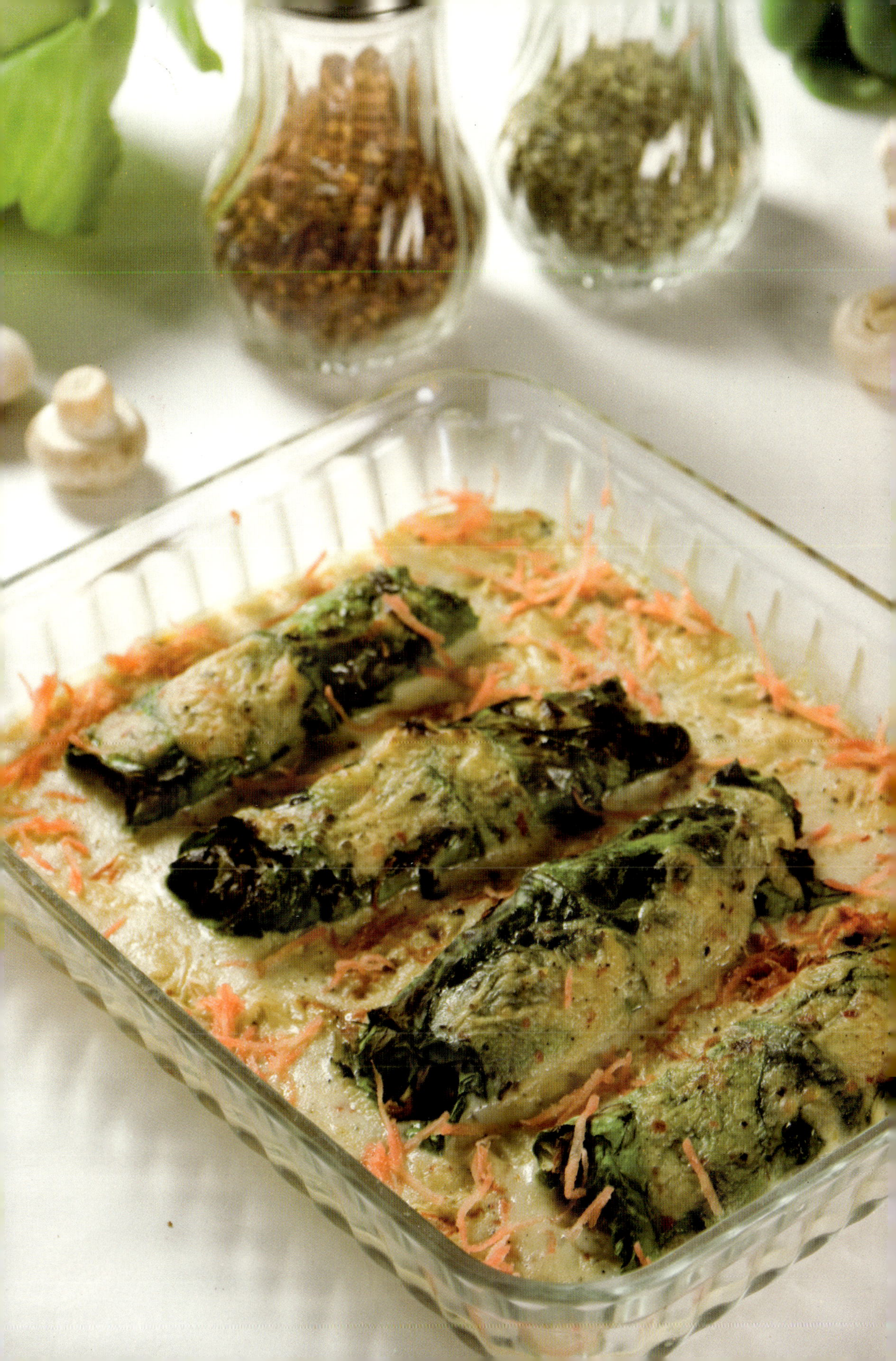

दिन 3

एक गिलास गर्म पानी लें। ½ छोटा च. शहद और एक छोटा च. नींबू का रस डालें। सुबह सबसे पहले पियें।

8 कैलारी

सुबह की चाय 40 कैलारी

एक कप कम दूध की चाय शुगर फ्री पाउडर डालकर पीयें। एक मेरी/मोनेको बिस्कुट लें। रस्क न लें।

सुबह का नाश्ता 200 कैलारी

½ कप पोहा में 1 छोटा च. तेल और सब्ज़ियों (कटी हुई पत्तागोभी, हरा धनिया, फ्रैंच बीन और फूल गोभी कटी हुई) की मात्रा अधिक लेकर पोहा बनाएं। एक बाउल पोहा लें या ½ कटोरी पतली सांबर के साथ 2 इडली लें।

1 गिलास सादा नींबू पानी लें।

मध्यांतर का स्नैक 60 कैलारी

एक प्लेट मिक्स फ्रूट या तरबूर खायें।

दोपहर का भोजन 340 कैलारी

एक कटोरी साबुत मूंग की दाल या जीरो ऑयल करी या वेजिटेबल लें।

½ कप उबले ब्राउन राइस सभी तरह की सब्ज़ियां (हरा धनिया, बीन, शिमला मिर्च, पालक, गाजर या पत्तागोभी) मिलाकर बनायें।

शाम की चाय 152 कैलारी

सूजी से बनी 2 इडली, जीरो ऑयल प्याज़ की चटनी (पृष्ठ 22) या मुरमुरे या एक छोटी कटोरी ऑयल फ्री नमकीन लें।

रात का भोजन 125 कैलारी

पपीते की एक बड़ी फाँक लें।

स्ट्रॉबरी शेक या ½ गिलास दूध से बनी कोल्ड कॉफी, ½ कप ठंडा पानी मिलाकर कोल्ड कॉफी बनायें। मीठे के लिए शुगर फ्री डालें।

कुल कैलोरी (प्रतिदिन) : 925

रवा इडली

इडली बनाते समय इनो फ्रूट सॉल्ट सबसे अंत में ही डालें और घोल तुरंत सांचों में डालकर रखें। अगर आपका घोल फूलेगा नहीं तो आपकी इडली मुलायम और स्पंची नहीं बनेगी।

कैलोरी प्रति व्यक्ति 132 12 इडली

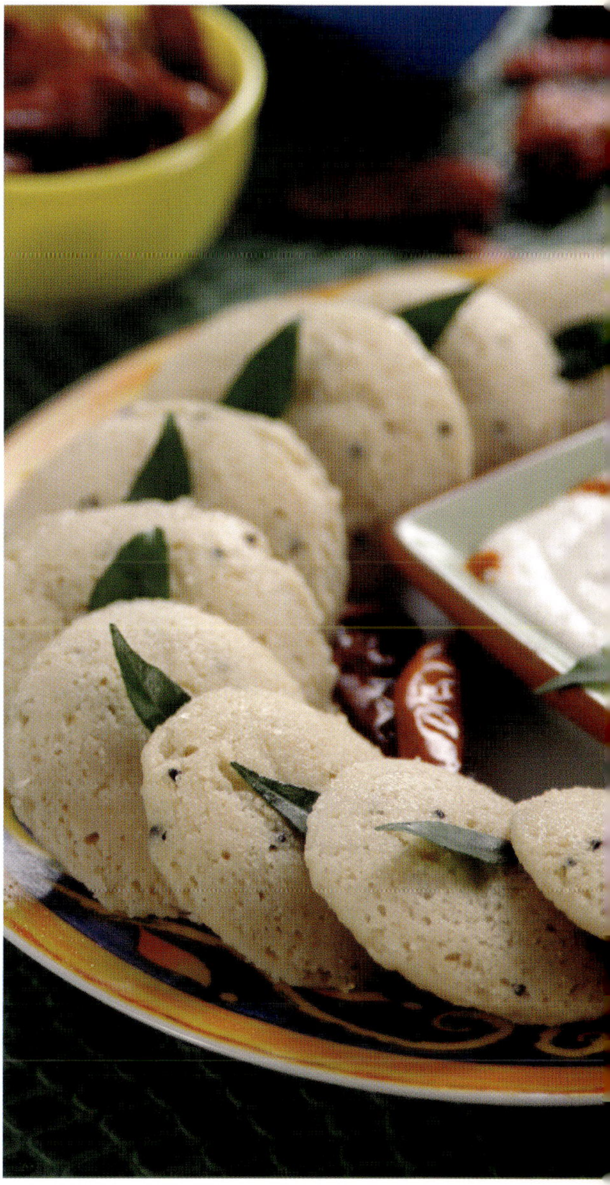

सामग्री

घोल

1 कप सूजी

¼ कप दही, 1 कप पानी

1 बड़ा च. कटा हुआ धनिया

1½ छोटा च. नमक, ¾ छोटा च. इनो सॉल्ट

छौंक

½ छोटा च. सरसों, ½ छोटा च. जीरा

एक चुटकी हींग, 1 छोटा च. उड़द दाल

8-10 करी पत्ते - कटे हुए

2 हरी मिर्च - कटी हुई

1 छोटा च. तेल

विधि :

1. इडली का घोल बनाने के लिए इनो सॉल्ट को छोड़कर सभी सामग्री को मिलाकर 10 मिनट के लिए अलग रखें।
2. छौंक के लिए तेल गर्म करें। सरसों, जीरा, उड़द दाल और हींग डालें और कुछ मिनट चलायें। करी पत्ते, हरी मिर्च डालें और आँच से उतारें। अलग रखें।
3. 10 मिनट बाद जब घोल तैयार हो जाये तब इडली के सांचों को थोड़े तेल से चिकना करें।
4. घोल में छौंक और इनो सॉल्ट डालें और अच्छे से मिलायें।
5. चिकने इडली सांचो में इडली का घोल आवश्यकतानुसार डालें और मध्यम आँच पर 10 मिनट तक बन जाने तक स्टीम करें। ठंडी होने पर इडली को सांचों में से निकालें।

मसाला दाल

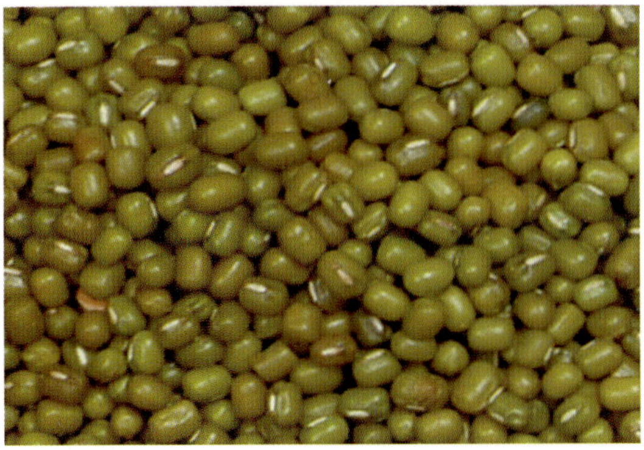

कैलोरी प्रति व्यक्ति 200 1 व्यक्ति

सामग्री

प्रेशर कुकर में बनायें

¼ कप (50 ग्रा.) साबुत मूंग दाल/मसूर दाल

½ प्याज़ - कटी हुई, 1 टमाटर - कटा हुआ

1 हरी मिर्च - कटी हुई, 2 लहसुन की कली - कटी हुई

½" टुकड़ा अदरक - कद्दूकस या बारीक कटा हुआ

1 बड़ी इलायची, 1 छोटा च. नमक

बाद में डालें

2 बड़े च. कटा हुआ धनिया

½ छोटा च. नींबू का रस

¼ छोटा च. भुना जीरा पाउडर

विधि :

1. दाल धोएं। दाल को प्रेशर कुकर में डालकर 5-6 मिनट भूनें।
2. अन्य दूसरी सामग्री डालकर 2-3 मिनट तक भूनें। 1½ कप पानी डालें। कुकर बंद कर दें और एक सीटी आने दें। सीटी आने के बाद 18-20 मिनट तक पकायें। आँच से उतारें और प्रेशर निकलने दें।
3. हरा धनिया और नींबू का रस स्वादानुसार डालें। भुना जीरा बुरकें।

वेजिटेबल ब्राउन राइस

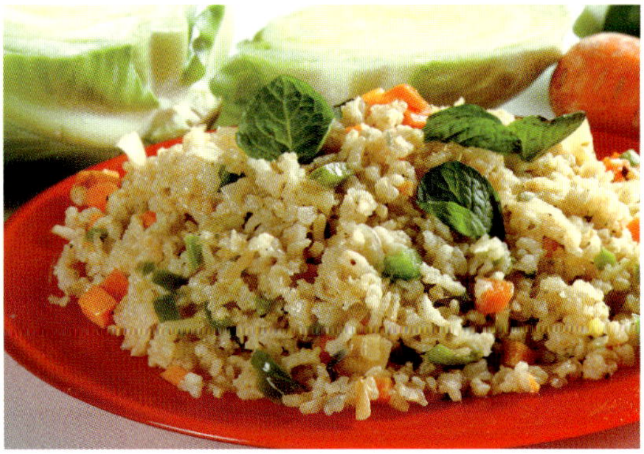

कैलोरी प्रति व्यक्ति 140 1 व्यक्ति

सामग्री

½ कप (75 ग्रा.) ब्राउन राइस 30 मिनट के लिए भिगो दें,

1 फूल चक्री, नींबू का रस

1 कप मिली-जुली सब्जियां

(बींस, शिमला मिर्च, गाजर, पत्तागोभी)

विधि :

1. 6 कप पानी में 1 छोटा च. नमक और एक फूल चक्री डालकर उबालें। चावल डालें। 20-25 मिनट मुलायम होने तक उबालें। छानें
2. एक नॉन-स्टिक पैन में सभी सब्ज़ियों के साथ ¼ छोटा च. नमक डालकर धीमी आँच पर 6-7 मिनट चलायें।
3. चावल डालें और अच्छे से मिलायें। अगर आपको धनिया पसंद हो तो डालें और आवश्यकतानुसार नमक डालकर मिलायें।

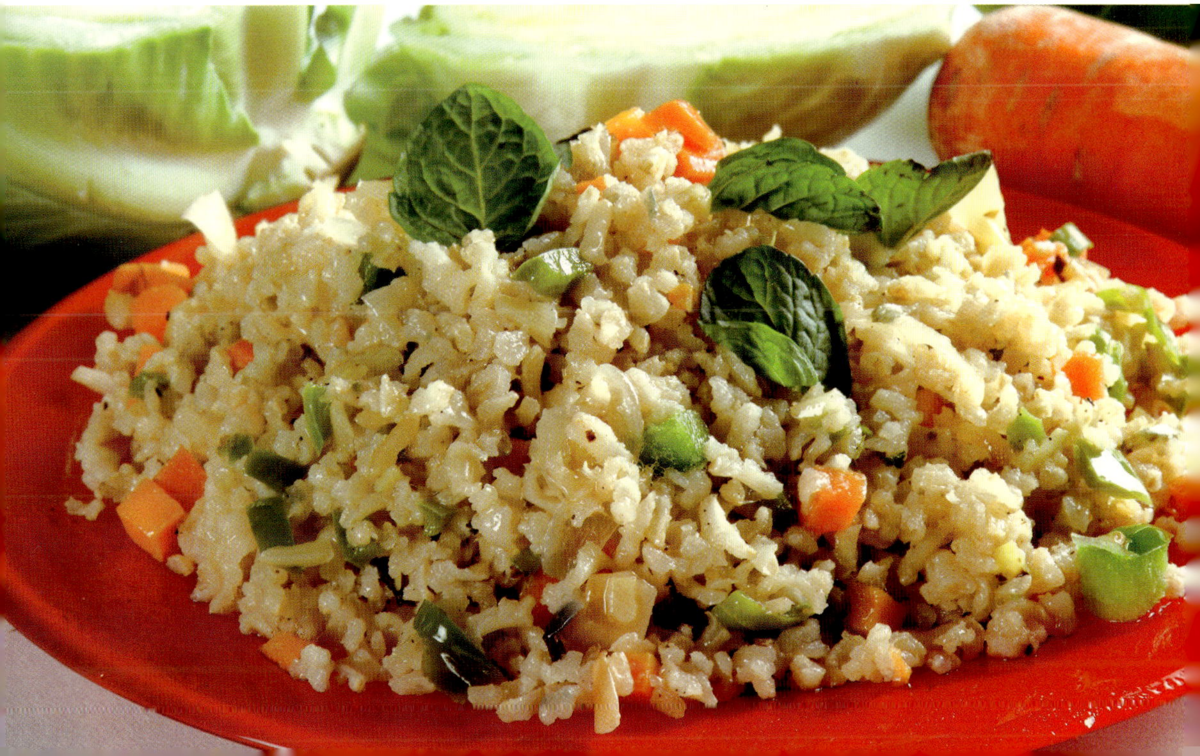

दिन 4

एक गिलास गर्म पानी लें। ½ छोटा च. शहद और एक छोटा च. नींबू का रस डालें। सुबह सबसे पहले पियें। **8 कैलोरी**

सुबह की चाय — 40 कैलोरी

एक कप कम दूध की चाय शुगर फ्री पाउडर डालकर पीयें। एक मेरी/मोनेको बिस्कुट लें। रस्क न लें।

सुबह का नाश्ता — 176 कैलोरी

एक प्लेट कटा हुआ पपीता।

पपीता खाने के 30 मिनट बाद ओट उपमा या ओट पैनकेक हरी चटनी के साथ खायें। नारियल की चटनी न खायें।

1 गिलास नारियल पानी (रेडिमेड) ले सकते हैं या नींबू पानी भी ले सकते हैं।

मध्यांतर का स्नैक — 60 कैलोरी

एक खीरा लंबे टुकड़ों में काटें और थोड़ा चाट मसाला बुरकें। आप खीरे को दही में डिप करके भी खा सकते है।

दोपहर का भोजन — 275 कैलोरी

ओकरा रैप लें।

शाम की चाय — 100 कैलोरी

एक कप बिना चीनी की चाय, कुछ बादाम-अखरोट (नट्स) के साथ लें या खांडवी या ढोकला लें।

रात का भोजन — 250 कैलोरी

न्यूटरी टमॉटो प्लेटर (पुरुष इसके साथ टोस्ट भी ले सकते हैं।)

रात के भोजन के बाद (ऐच्छिक) — 50 कैलोरी

एक कप पतली कॉफी या पतला स्ट्राबरी शेक लें।

कुल कैलोरी (प्रतिदिन) : 960

शिमला मिर्च ओट उपमा

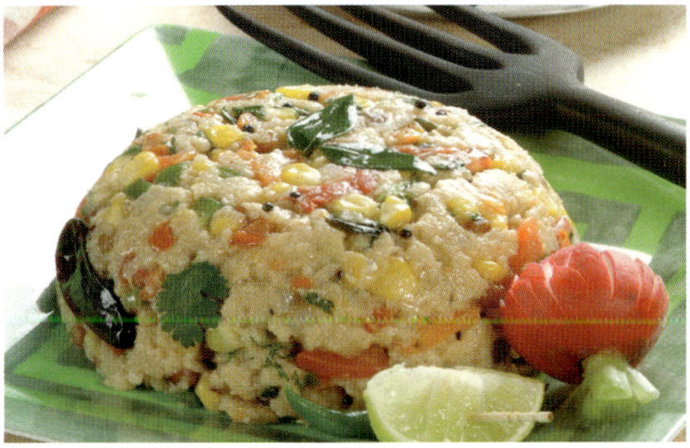

कैलोरी प्रति व्यक्ति 100 1 व्यक्ति

सामग्री

¼ कप ओट्स - 2-3 मिनट भूनने के बाद मिक्सी में पीसकर पाउडर बना लें
½ छोटा च. तेल, ½ छोटा च. सरसों
1 सूखी लाल मिर्च, 10-12 करी पत्ते
¼ प्याज़ - बारीक कटा हुआ
1 टमाटर - कटा हुआ
1 कप पानी, ½ छोटा च. नमक
½ हरी ½ लाल शिमला मिर्च - बारीक कटी हुई
2 छोटा च. नींबू का रस

विधि :

1. एक साफ भारी तले की कड़ाही में तेल गर्म करें। सरसों डालें। आँच से उतारें। लाल मिर्च और करी पत्ते डालें।
2. आँच पर वापिस रखें। प्याज़ डालें। प्याज़ को हल्का सुनहरा होने तक पकायें। यदि प्याज़ कड़ाही में लग रहा हो तो 1 बड़ा च. दूध डालें। पानी और नमक डालें। उबाल आने दें।
3. एक हाथ से ओट्स डालते जायें, दूसरे हाथ से लगातार चलाते जायें। 3-4 मिनट सूखने तक चलायें। आँच बंद कर दें। टमाटर, शिमला मिर्च और नींबू का रस डालें।

ओट पैनकेक

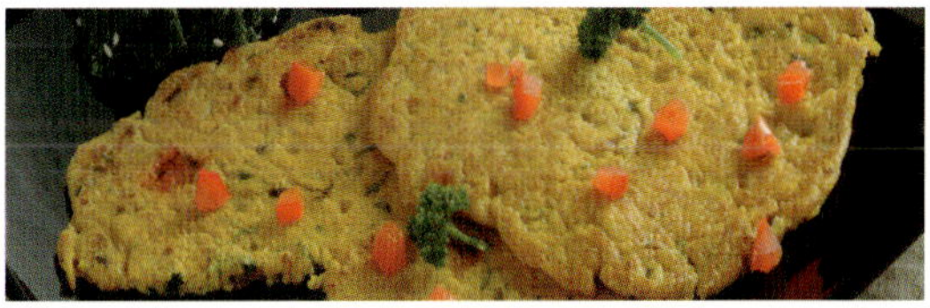

कैलोरी प्रति व्यक्ति 100 4 व्यक्ति

सामग्री

घोल

1 कप ओट्स, 4 बड़े च. सूजी, 1½ कप पानी लगभग
1 छोटा च. कसूरी मेथी
1 बड़ा च. कटा हुआ हरा धनिया
½ प्याज़ - बारीक कटा हुआ
1 छोटा टमाटर - बारीक कटा हुआ
1 हरी मिर्च - बीज निकालकर बारीक कटी हुई
½ छोटा च. लाल मिर्च पाउडर, ¾ छोटा च. नमक
½ छोटा च. गरम मसाला, ¼ छोटा च. हल्दी

विधि :

1. एक बाउल में सभी सामग्री को मिलायें। अच्छे से फेंटे। आवश्यकतानुसार पानी मिलाकर कुछ गाढ़ा सा घोल तैयार करें।
2. नॉन-स्टिक पैन गर्म करें। (ज़्यादा गर्म नहीं करें।)
3. आँच से उतारें। घोल को करछी से डालें। पैनकेक के आकार में फैलायें।
4. वापिस आँच पर रखें। एक मिनट बाद जब किनारे ब्राउन हो जायें, पैनकेक को पलटें। दोनों तरफ करारा और सुनहरा होने तक पकायें।

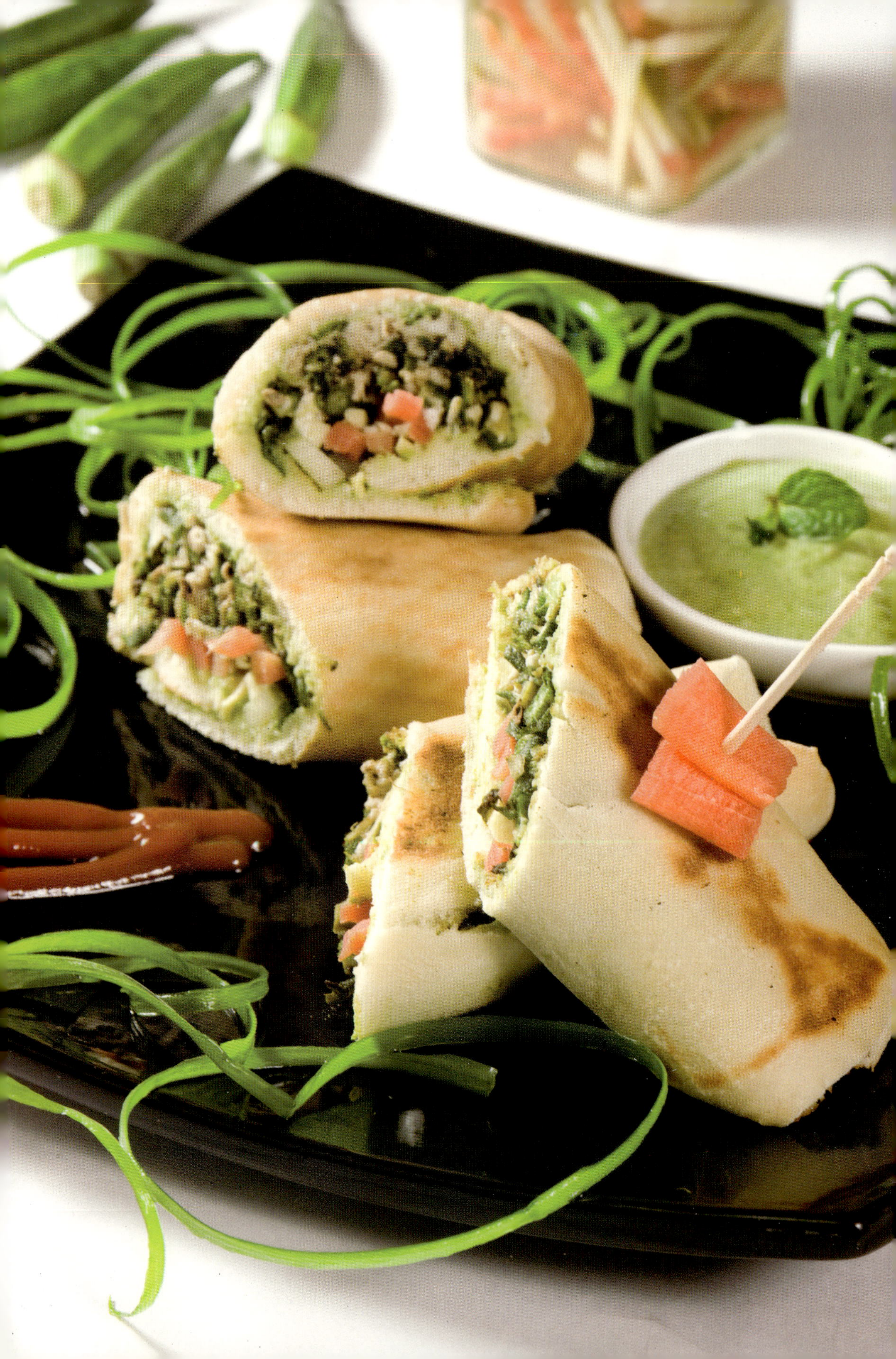

ओकरा रैप
संपूर्ण लंच

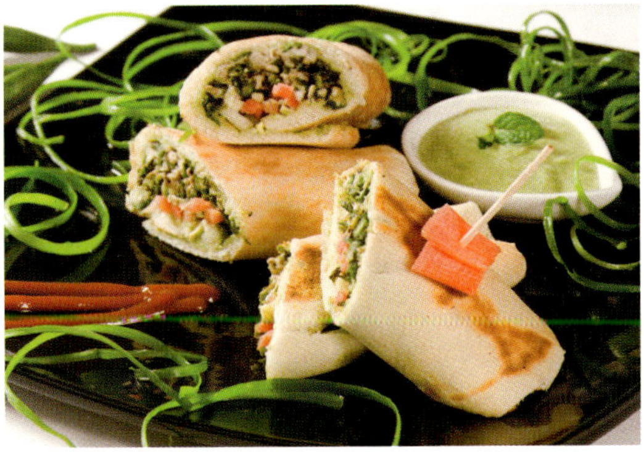

कैलोरी प्रति व्यक्ति 275　　2 रैप बनेंगे

सामग्री

2 पतली रोटी (आटे से बनायें)
या
1 ब्राउन पीटा ब्रेड
150 ग्रा. भिण्डी
6-8 अदरक के अचारी लच्छे
6-8 खीरा या गाजर के अचारी लच्छे
1 हेलोपीनो - कटी हुई
¼ प्याज़ - स्लाइस करें और लाल मिर्च पाउडर नींबू का रस मिलायें
2 कप टोण्ड दूध से बना 1/3 कप पनीर - टिप देखें
2 बड़े च. कटा हुआ हरा धनिया
¼ छोटा च. नमक
½ छोटा च. चाट मसाला
¼ काली मिर्च पाउडर या स्वादानुसार
6 बड़े च. दही पुदीना चटनी - चटनी में टंगा हुआ गाढ़ा दही मिलाएं

विधि :

1. भिण्डी को धोकर साफ करें। गीली रहने दें, पोंछे नहीं। चार लंबे हिस्सों में काटें। एक बड़ा पैन लें और भिण्डी को लगभग 10 मिनट करारी होने तक पकायें। ज़्यादा न पकायें और ज़्यादा सूखने भी ने दें। चाट मसाला छिड़कें। नमक और काली मिर्च स्वादानुसार डालें। 3-4 मिनट तक चलायें। अलग रखें।
2. घर में बने पनीर में हरा में धनिया, चाट मसाला और नमक स्वादानुसार डालें।
3. पीटा ब्रेड के पतले गोल दो हिस्सों में काटें। पीटा ब्रेड या रोटी को धीमी आँच पर गर्म करें। 1 बड़ा च. चटनी रोटी पर फैलायें।
4. भिण्डी मिश्रण का आधा हिस्सा पीटा ब्रेड या रोटी के बीच में रखें। 3-4 लच्छे अदरक के रखें। खीरा/गाजर के लच्छे रखें। बारीक कटी हरी मिर्च और हरा धनिया भी डालें।
5. भरावन के ऊपर लाल या हरी चटनी डालें और रोटी को टाइट रोल करें। परोसें।

टिप :

2 कप दूध में लगभग 2 छोटे च. नींबू का रस डालकर पनीर बनायें। पनीर को 10 मिनट छलनी में रखें। हरा पानी किसी बर्तन में एकत्रित करें।

पनीर के निकले पानी से रोटी के लिए आटा गूंधें इससे बनी रोटी पौष्टिक और मुलायम बनती हैं।

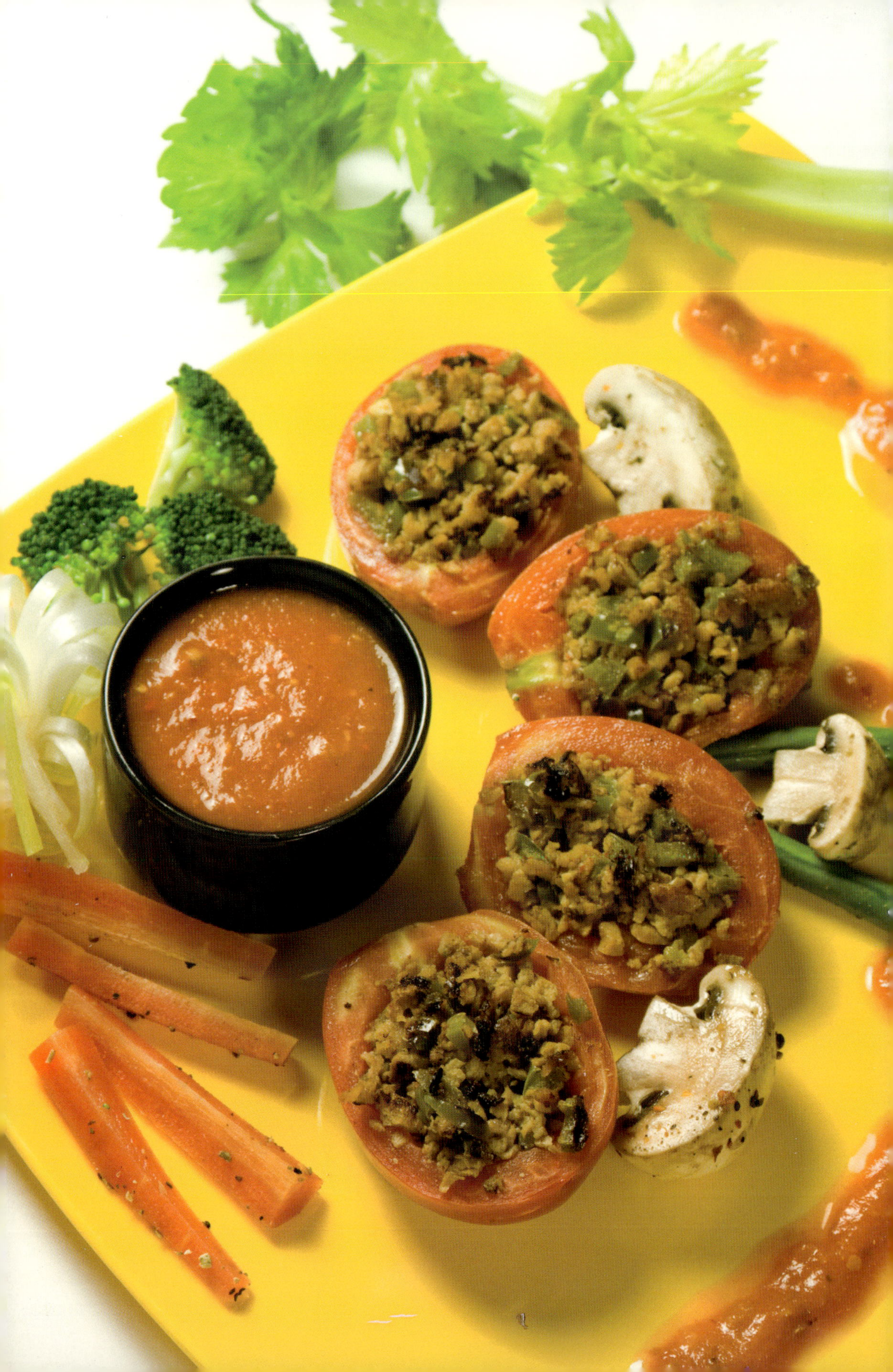

न्यूटरी प्लेटर

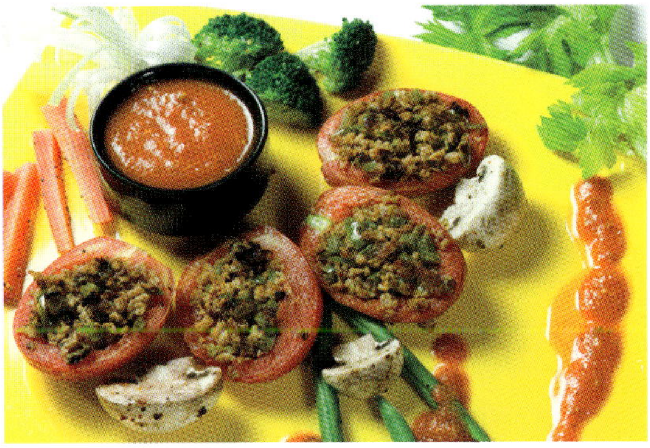

कैलोरी प्रति व्यक्ति 250 1 व्यक्ति

सामग्री

2 टमाटर - 2 हिस्सों में काटें और स्कूपर से गूदा निकालें
¼ कप न्यूट्री नगेट ग्रेन्युल्स
1 छोटा च. कटा हुआ लहसुन
½ शिमला मिर्च - बारीक कटी हुई
4 बड़े च. दही
¼ छोटा च. नमक, लाल मिर्च या स्वादानुसार
1 छोटा च. धनिया पाउडर
1 लौंग और 1 छोटी इलायची के बीज - कुटे हुए

सॉस

2 टमाटर - कटे हुए
1 कली लहसुन - कटा हुआ, 1 बड़ा च. कटी हुई सैलरी
1 छोटा च. ऑलिव ऑयल
½ कप आटा, नमक, रेड चिली फ्लैक्स और ओरगेनो - स्वादानुसार

परोसने के समय

6 मशरूम - दो टुकड़ों में काटें
½ छोटी ब्रोकली - फूल तोड़ें, डंठल छीलकर गोल पतले स्लाइस काटें, 8-10 बींस - साबुत रखें
¼ गाजर -छील कर चार हिस्सों में लंबाई में काटें

विधि :

1. 2 कप पानी गर्म करें। ½ छोटा च. नमक डालें और नगेट ग्रेन्युल्स डालकर 4 मिनट उबालें। नगेट छानें। कड़ाही गर्म करें और नगेट के सूखने तक पकायें। दही डालें और 2 मिनट तक भूनें। अदरक/लहसुन डालें। एक मिनट अच्छे से मिलायें। शिमला मिर्च डालें और अच्छे से मिलायें। मसाले डालें और अच्छे से मिलायें।

2. नगेट को टमाटरों में भरकर अच्छे से दबायें। अलग रखें।

3. सॉस के लिए टमाटर, लहसुन और टमाटर से निकला गूदा, ¾ कप पानी डालकर 3 मिनट माइक्रोवेव करें। ठंडा करें और ग्राइंडर में पीस कर पेस्ट बनायें। छोटी कड़ाही में 1 छोटा च. ऑलिव ऑयल गर्म करें। सैलरी डालें एक मिनट धीमी आँच पर चलायें। आटा डालें और कुछ सैकिण्ड चलायें। टमाटर प्यूरी डालें और 3 मिनट तक तेज आँच पर पकायें। उबाल आने दें। सॉस जैसा बनने पर नमक, लाल मिर्च और ओरगेनो स्वादानुसार डालें।

4. सब्ज़ियों के लिए सभी सब्ज़ियां धोएं। फ्लैट माइक्रोवेव डिश में फैलाकर रखें। सब्ज़ियों को ढककर 4 मिनट तक माइक्रोवेव करें। माइक्रोवेव बंद करें और तुरंत बाहर निकालें। नींबू का रस, काली मिर्च और नमक डालें।

5. स्टफ टमाटरों को नॉन-स्टिक पैन में रखें और ढककर 3 मिनट तक मुलायम होने तक पकायें। टमाटरों के नीचे की साइड ब्राउन हो जाने पर आँच बंद कर दें। 4-5 मिनट तक ढककर रखें। टमाटरों को सर्विंग प्लेट में रखें। टमाटरों के साइड में बनाई गई गर्म सब्ज़ियां रखें। माइक्रोवेव में सॉस गर्म करें और टमाटरों और सब्ज़ियों पर डालें। बची हुई सॉस एक छोटी बाउल में रखकर साथ में सर्व करें।

दिन 5

एक गिलास गर्म पानी लें। ½ छोटा च. शहद और एक छोटा च. नींबू का रस डालें। सुबह सबसे पहले पियें। 8 कैलोरी

सुबह की चाय 40 कैलोरी

एक कप कम दूध की चाय शुगर फ्री पाउडर डालकर पीयें। एक मेरी/मोनेको बिस्कुट लें। रस्क न लें।

सुबह का नाश्ता 220 कैलोरी

1 गिलास ताज़ा टमाटर और सेलरी का जूस (2 टमाटर, 1" अदरक का टुकड़ा, 1" सेलरी की डंडी, ½ कप ठंडा पानी और 1 छोटा च. नींबू का रस, नमक या काला नमक स्वादानुसार डालकर पीयें।

दही सैंडविच या ओनियन चटनी और खीरा डालकर, ब्राउन ब्रेड से सैंडविच बनायें।

मध्यांतर का स्नैक 60 कैलोरी

एक प्लेट मिक्स फ्रूट चाट लें। (चाट में आप खीरा भी ले सकते हैं)

दोपहर का भोजन 285 कैलोरी

ब्रेड दही वड़ा लें।

सब्ज़ियां काली मिर्च लें।

शाम की चाय 100 कैलोरी

1 कप बिना चीनी की चाय के साथ 1 फाइबर बिस्किट या 4-5 बादाम / अखरोट या 2 पीस आटे से बने मोमोज़ या एक पीस ढोकला का लें।

रात का भोजन 215 कैलोरी

स्पिनैच ऑरेंज सलाद लें।
दक्षिणी हरियाली टिक्का लें।

कुल कैलोरी (प्रतिदिन) : 928

ब्रेड दही वड़ा

कैलोरी प्रति व्यक्ति 150 | 1 व्यक्ति

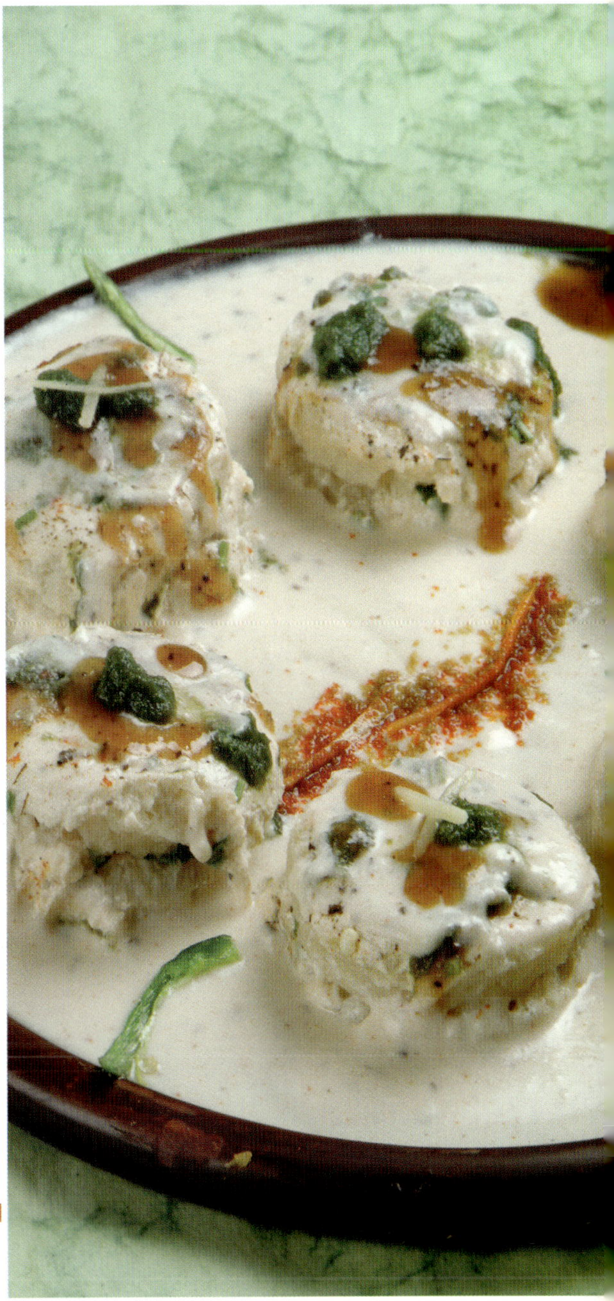

सामग्री

1 स्लाइस ताज़ी ब्राउन ब्रेड
½ कप दही (टोण्ड दूध से बना) - अच्छे से फेंट लें
¼ छोटा च. भुना जीरा पाउडर
¼ छोटा च. लाल मिर्च पाउडर
एक चुटकी काला नमक
¼ छोटा च. नमक या स्वादानुसार

अन्य सामग्री

1 छोटा च. बारीक कटा हरा धनिया
1 हरी मिर्च - बीज निकाल कर बारीक काट लें
1 छोटा च. बारीक कटा अदरक
थोड़ी सी मीठी चटनी -रेसिपी नीचे दी गई है।

मीठी चटनी

(सभी सामग्री को मिलाकर 1-2 मिनट तक उबालें)

2 बड़े च. अमचूर पाउडर, ½ कप पानी
¼ छोटा च. लाल मिर्च पाउडर, भुना जीरा, काला नमक
शुगर फ्री अंत में मिलायें

विधि :

1. दही में जीरा, लाल मिर्च, काला नमक, नमक डालकर फेंटें। रायते को अलग रखें।
2. ब्रेड के एक स्लाइस में से 4 छोटे गोल आकार (1" व्यास) निकालें। 2 गोल पीसं को दही में डुबोएं और सर्विंग प्लेट में रखें। बारीक कटा धनिया, कटी हरी मिर्च, और कटा अदरक ब्रेड पर डालें।
3. 2 अन्य पीस को रायते में डुबोए और प्लेट में रखी ब्रेड पर रखें। बचा हुआ रायता डालकर ब्रेड को ढकें। दही पर चम्मच से चटनी गोलाई में डालें। भुने जीरे, लाल मिर्च और कुछ अदरक की लच्छे डालकर अनार के दानों से सजायें। ½ घंटे तक फ्रिज़ में रखें जिससे ब्रेड दही को सोख ले। ठंडा परोसें।

दही सैंडविच

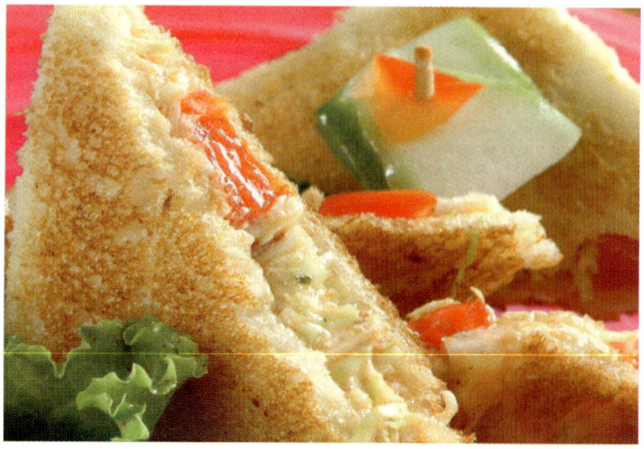

कैलोरी प्रति व्यक्ति 200 2 व्यक्ति

सामग्री

¼ कप गाढ़ी दही
2 स्लाइस मल्टीग्रेन ब्रेड
1 बड़ा च. कटी शिमला मिर्च
1 बड़ा च. कटी हुई गाजर
1 बड़ा च. कटा हुआ टमाटर
1 छोटा च. मस्टर्ड सॉस
¼ छोटा च. नमक और काली मिर्च स्वादानुसार
1 छोटा च. टबास्को - स्वादारनुसार

विधि :

1. दही को 15 मिनट तक चाय की छलनी में डालकर रखें। एक बड़ा च. गाजर, टमाटर और शिमला मिर्च दही में डालकर मिलायें। मस्टर्ड सॉस, टबास्को, नमक और काली मिर्च मिलाएं।
2. दही मिश्रण लगाकर सैंडविच बनायें।
3. एक नॉन-स्टिक पैन में सैंडविच को दोनों साइड से ब्राउन होने तक सेकें।
4. दो हिस्सों में काट कर गर्म परोसें।

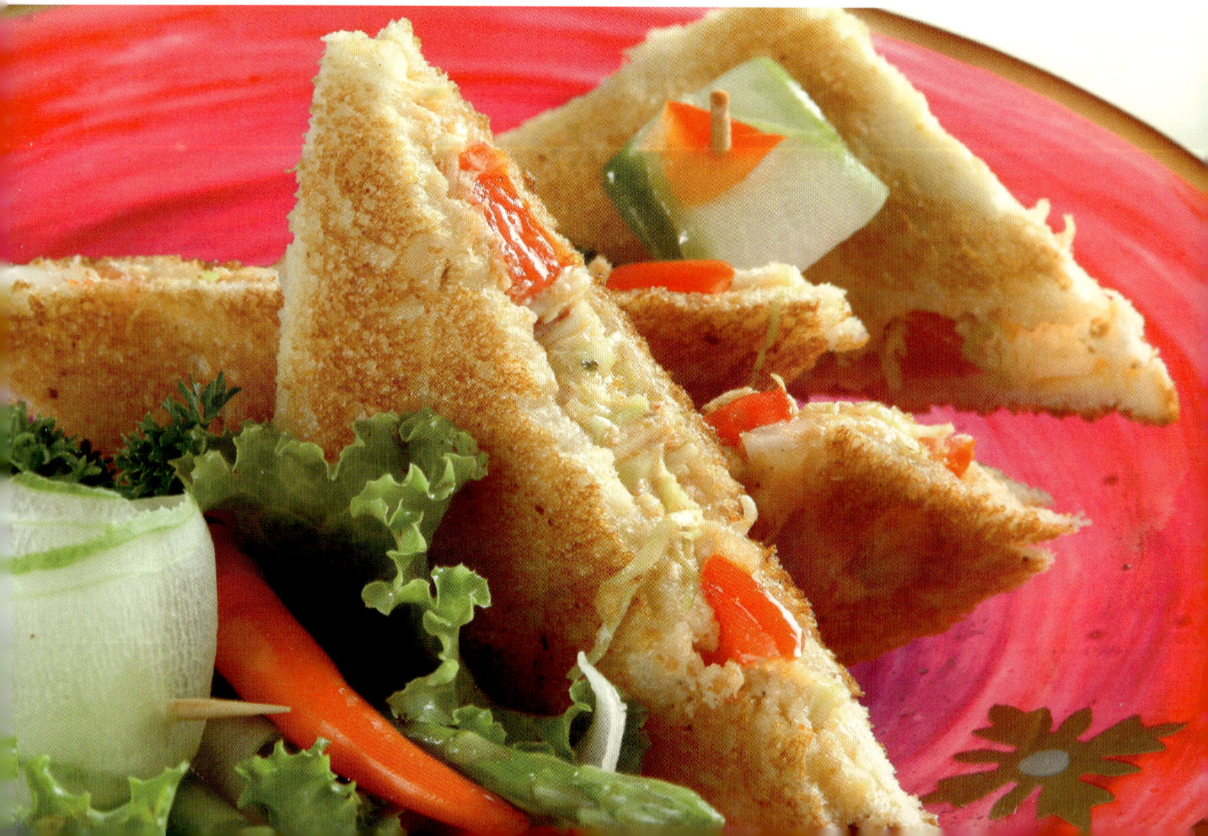

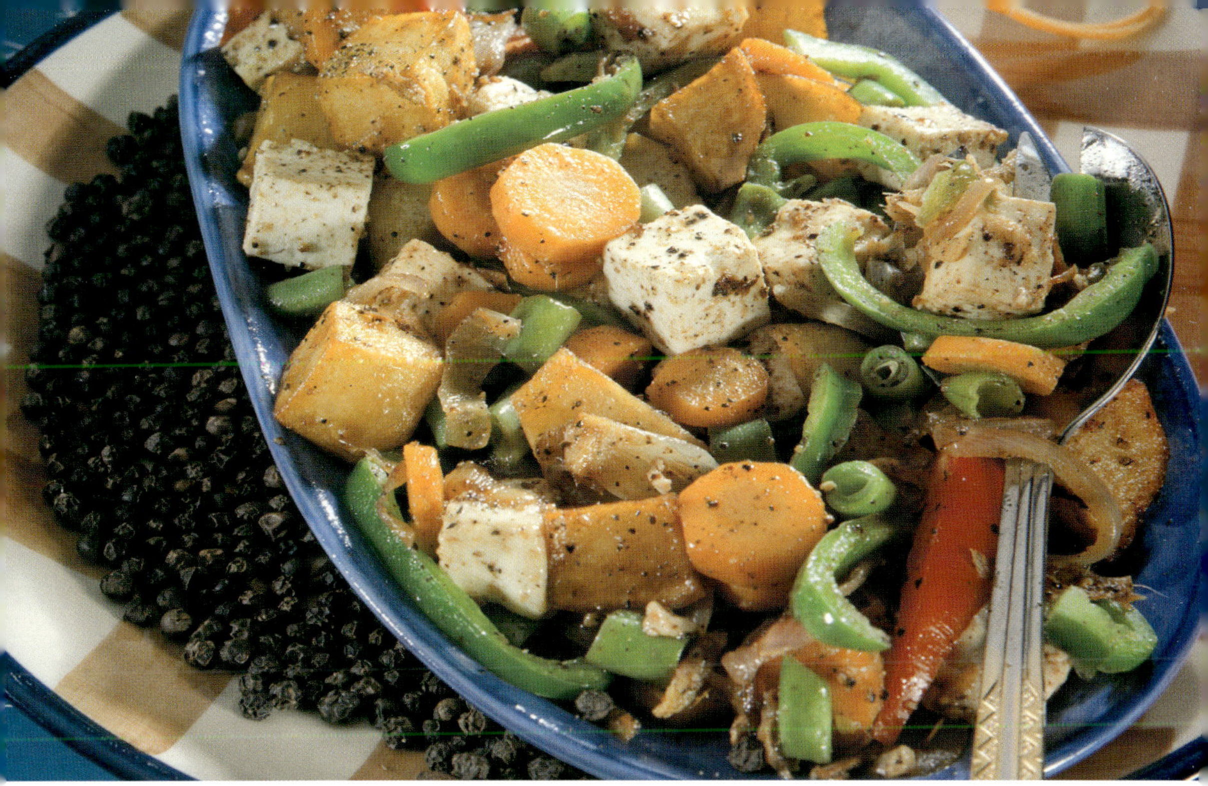

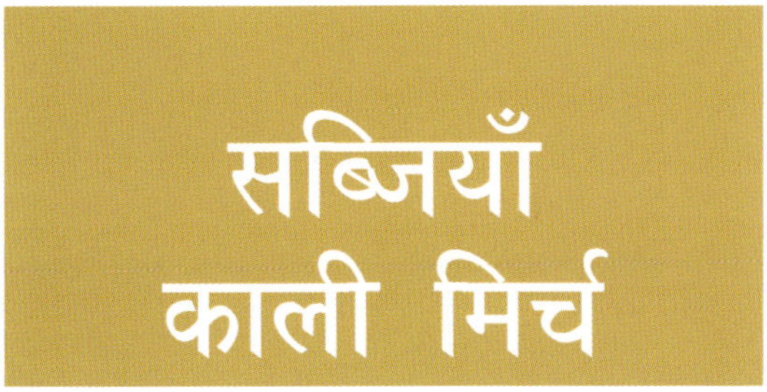

सब्जियाँ काली मिर्च

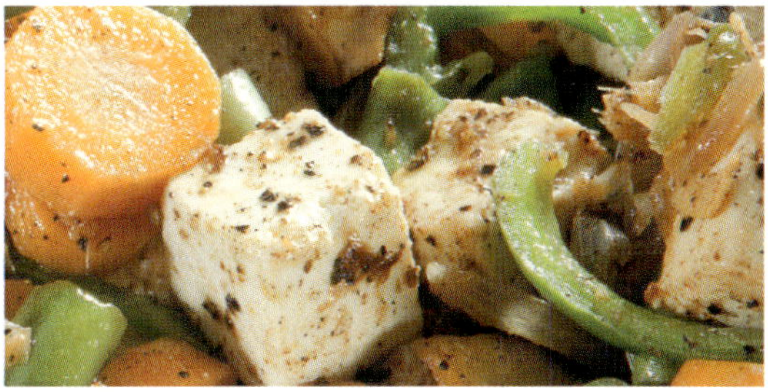

कैलोरी प्रति व्यक्ति 135 1 व्यक्ति

सामग्री

6-7 फ्रैंच बींन - 2" के टुकड़े काटें
½ गाजर - गोल स्लाइस काटें
6 मशरूम - दो हिस्सों में काटें
¼ कप उबली मटर, 3-4 टुकड़े फूलगोभी
1 कप चौकोर टुकड़ों में कटी पत्तागोभी (1" के टुकड़े)
½ टमाटर - पतले लंबे स्लाइस कटे हुए
½ प्याज़ - स्लाइस कटे हुए, 1 बड़ा च. कद्दूकस अदरक
1 छोटा च. नमक, काली मिर्च - स्वादानुसार
25 ग्रा. घर में बनाया गया पनीर - छोटे चौकोर टुकड़ों में काटें
2 बड़े च. कटा हुआ हरा धनिया
5-6 साबुत काली मिर्च - कुटी हुई

विधि :

1. प्याज़ और टमाटर को छोड़ कर सभी सब्ज़ियों को प्लेट में रखकर 4 मिनट तक ढककर माइक्रोवेव करें।
2. कड़ाही गर्म करें और पत्तागोभी, प्याज़ और अदरक मिलायें। प्याज़ के ब्राउन होने तक 3-4 मिनट तक चलायें। बींस, गाजर, और मशरूम डालें। 2 मिनट तक भूनें। नमक, काली मिर्च डालें। धीमी आँच पर टमाटर डालकर 2 मिनट तक भूनें।
3. पनीर डालें और मिलायें। आँच से उतारें। ताज़ी कुटी काली मिर्च और हरा धनिया डालकर परोसें।

दक्षिणी हरियाली टिक्का

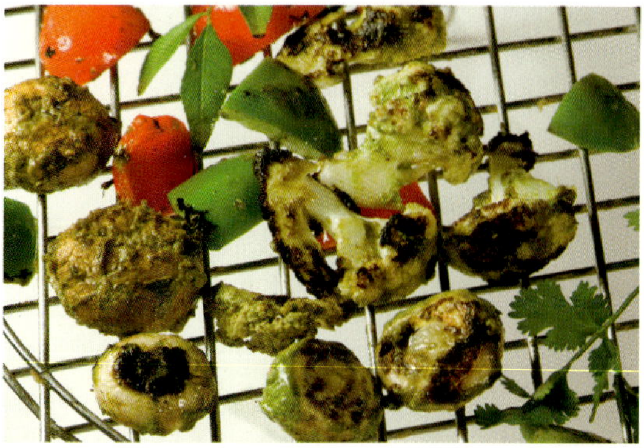

कैलोरी प्रति व्यक्ति 140 1 व्यक्ति

सामग्री

½ छोटी फूलगोभी - छोटे टुकड़े करें (6 फूल)
½ शिमला मिर्च - 1" टुकड़ों में काटें
6-8 मशरूम - डंठल तोड़ लें
1 टमाटर - 4 हिस्सों में काटें और गूदा निकालें और 1" टुकड़ों में काटें
½ कप गाढ़ी दही - 1 घंटे के लिए लटका दें
1 बड़ा च. भुना चना
इमली का एक छोटा गोला (½ छोटा च.)
½ कप करी पत्ते
या
¼ कप करी पत्ता और ¼ कप हरा धनिया
2-3 कली लहसुन - कटी हुई (1 बड़ा च.)
1 हरी मिर्च - बीज निकाल लें
1 छोटा च. नमक

विधि :

1. भुना चना, इमली, लहसुन, नमक, लाल मिर्च और करी पत्ते मिक्सी में डालकर बारीक पीसें और चटनी बनायें। अलग रखें। चटनी बनाने में कुछ चम्मच पानी का इस्तेमाल कर सकते हैं।
2. फूलगोभी के टुकड़ों को धो लें। एक चपटी बोरोसिल डिश में रखें। फूलगोभी को ढककर 4 मिनट तक पूरी तरह पक जाने तक माइक्रोवेव करें। 5 मिनट माइक्रोवेव में ही रहने दें। इसके बाद वह पूरी तरह पक जाएगी।
3. फूलगोभी को किचन के तौलिए पर सुखाएं। मशरूम के डंठल तोड़ें।
4. लटके हुए दही को अच्छे से फेंटे। step 1 में बनाये गये पेस्ट को दही में मिलाएं। इसमें पकी फूलगोभी, मशरूम, शिमला मिर्च और टमाटरों को मेरीनेट करें। मिलायें।
5. ग्रिल रैक को फॉयल से कवर करें। मेरीनेड की हुई सब्ज़ियों को रैक पर रखें। प्री-हीट ऑवन में 8-10 मिनट तक सुनहरे धब्बे आने तक ग्रिल करें।

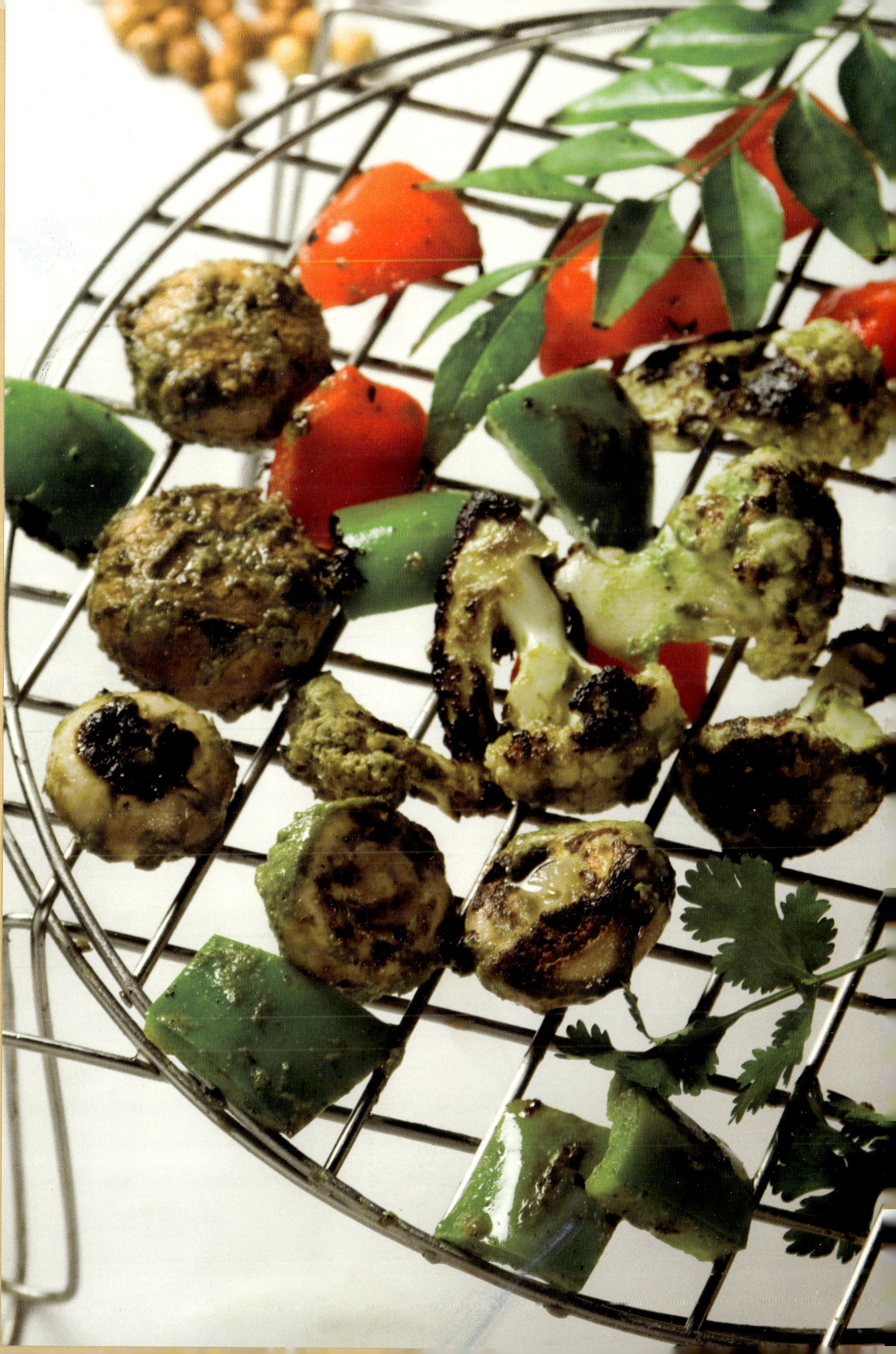

ओपन काकोरी बर्गर

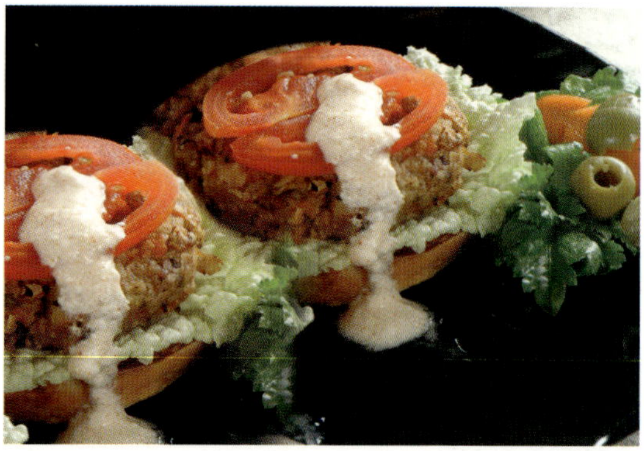

कैलोरी प्रति व्यक्ति 300 2 व्यक्ति

सामग्री

कबाब

1 मध्यम आकार की लौकी - छील लें
1 छोटे आकार का आलू - उबालकर मैश कर लें
1½ बड़ा च. भुना हुआ चना - पीसें (1 बड़ा च.)
1 छोटा च. अदरक - लहसुन पेस्ट
1-2 हरी मिर्च - बहुत बारीक कटी हुई
1 बड़ा च. हरा धनिया - बारीक कटा हुआ
½ छोटा च. भुना जीरा
½ छोटा च. नमक, ¼ छोटा च. लाल मिर्च पाउडर
½ छोटा च. अमचूर

ऊपर लगाने के लिए

4 बड़े च. गाढ़ी दही
1 छोटा च. मस्टर्ड सॉस
1 छोटा च. टमाटो कैचप
नमक स्वादानुसार

अन्य सामग्री

2 सलाद के पत्ते
2 टमाटर स्लाइस
2 प्याज़ स्लाइस
2 ब्रेड स्लाइस टोस्टिड
या
1 ब्राउन बर्गर बन

विधि :

1. छिली हुई लौकी को दो छोटे टुकड़ों में काटें। एक लौकी को घुमाते हुए कद्दूकस करें, ताकि बीच का बीज वाला भाग कद्दूकस न हो, इस तरह टुकड़े को चारों तरफ से कद्दूकस करें। कद्दूकस की गई लौकी 1½ कप होनी चाहिए। लौकी को निचोड़कर पानी निकालें। अब उबले हुए आलू मिलायें। कबाब की अन्य सामग्री मिलाकर अच्छे से मैश करें। मसाले चैक करें।
2. इस मिश्रण से 2 बड़े कबाब 3" के बनायें। नॉन स्टिक पैन को हल्के से तेल से चिकना करें। कबाब को मध्यम आँच पर 6-8 मिनट तक सुनहरा होने तक पकायें।
3. दही, मस्टर्ड सॉस और टमाटो कैचप मिलायें। नमक स्वादानुसार डालकर मिलायें और अलग रखें।
4. स्लाइस या आधा बन को तवे पर सेकें। आधा दही का मिश्रण लगायें। सलाद के पत्ते रखें। अब कबाब रखें। एक छोटा च. मस्टर्ड की ड्रेसिंग रखें। प्याज़ और टमाटर रखें। 1-2 बड़े च. दही का मिश्रण डालें और ओपन काकोरी बर्गर का मज़ा लें।

बर्गर टिप

जब आप बर्गर खाने जायें तो हमेशा याद रखें कि बर्गर ब्रेड का नीचे का हिस्सा ही खायें, ऊपर का हिस्सा फेंक दें। इससे आप अतिरिक्त कैलोरी लेने से बच जायेंगे।

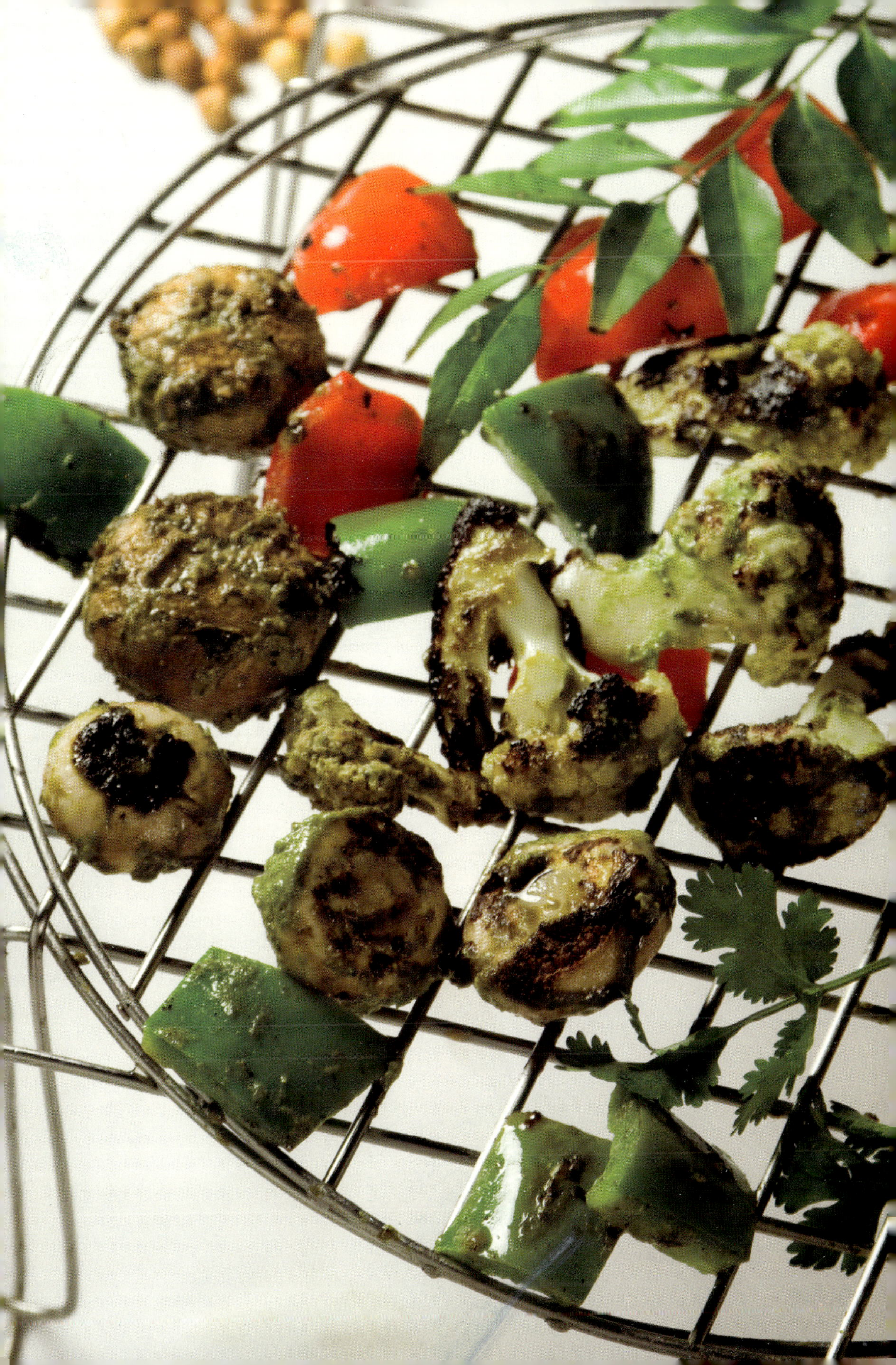

स्पिनैच ओरेंज सलाद

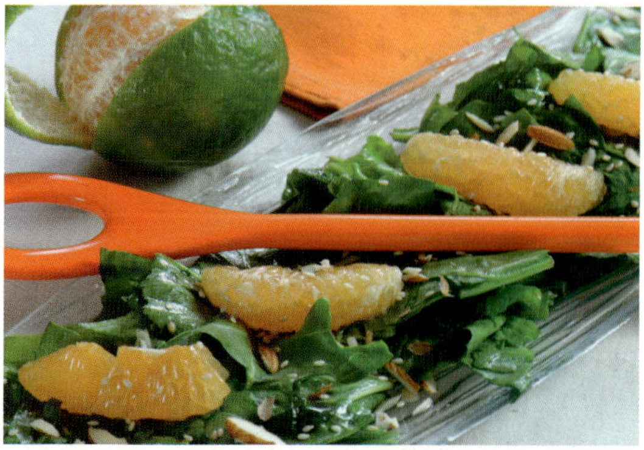

कैलोरी प्रति व्यक्ति 75 1 व्यक्ति

सामग्री

10 छोटे ताज़े पालक के पत्ते, 1 सख्त संतरा
2-3 पत्ते, आइस बर्ग लेट्यूस - बड़े टुकड़ों में तोड़ लें
1 सख्त संतरा

ड्रेसिंग

2 बड़े च. ठंडा दूध, 1 छोटा च. नींबू का रस
1 छोटा च. लाइट सोया सॉस
½ छोटा च. नमक, ½ छोटा च. काली मिर्च
¼ छोटा च. शुगर फ्री पाउडर - परोसते समय ही डालें

नोट :
बचे हुए आइस बर्ग को प्लास्टिक रैप में लपेटकर कर फ्रिज़ में एक सप्ताह तक रखा जा सकता है।

विधि :

1. पालक के पत्तों की डंडी निकाल दें। एक बाउल ठंडे पानी में जिसमें बर्फ हो पालक और आइस बर्ग को डालें। कम से कम 15 मिनट या 4-5 घंटे तक भिगोकर रखें। पानी से निकालें और किचन टॉवल पर सुखाएं। बड़े टुकड़ों में तोड़ें।
2. संतरों की फांकों को लंबाई में चीर लगायें बीज निकालकर अलग रखें।
3. शुगर फ्री पाउडर को छोड़कर ड्रेसिंग की सभी सामग्री को एक छोटी बोतल में मिलाकर अच्छे से मिलायें।
4. परोसते समय ड्रेसिंग पालक पर डालें। शुगर फ्री पाउडर डालकर मिलायें। संतरे हल्के से मिलायें। तुरंत परोसें।

दिन 6

एक गिलास गर्म पानी लें। ½ छोटा च. शहद और एक छोटा च. नींबू का रस डालें। सुबह सबसे पहले पियें। 8 कैलोरी

सुबह की चाय 40 कैलारी

एक कप कम दूध की चाय शुगर फ्री पाउडर डालकर पीयें। एक मेरी/मोनेको बिस्कुट लें। रस्क न लें।

सुबह का नाश्ता 150 कैलोरी

½ गिलास ताजी लौकी का जूस (400 ग्रा. लौकी से) या नींबू पानी लें।

वेजिटेबल दलिया या 2 टोस्टिड सैंडविच (2 बड़े च. घर में बना पनीर, 2 बड़े च. बारीक कटा प्याज़-टमाटर और हरा धनिया मिलाकर बनायें।)

मध्यांतर का स्नैक 60 कैलोरी

इच्छानुसार कोई भी एक फल लें।

दोपहर का भोजन 300 कैलोरी

धनिया पुदीना चटनी के साथ ओपन काकोरी बर्गर या एक सबवे सैंडविच लें। मायोनीज़ या चीज़ न लें। मिन्ट लाइट ड्रेसिंग ले सकते हैं।

शाम की चाय 200 कैलोरी

कार्नफ्लेक्स की चाट।

रात का भोजन 120 कैलोरी

10 ऑन 10 सलाद।

बिना तेल की आधे घीया की सब्ज़ी बनायें। जिसमें ½ छोटा च. जीरा, ½ प्याज़, 1 छोटा च. कटा हुआ अदरक-लहसुन, 1-2 टमाटर और स्वादानुसार कोई एक मसाला (सब्ज़ी मसाला, चना मसाला, को गर्म मसाला के स्थान पर डालकर सब्ज़ी में स्वाद बढ़ाएं)।

कुल कैलोरी (प्रतिदिन) : 878

स्पाइसी वेजिटेबल दलिया

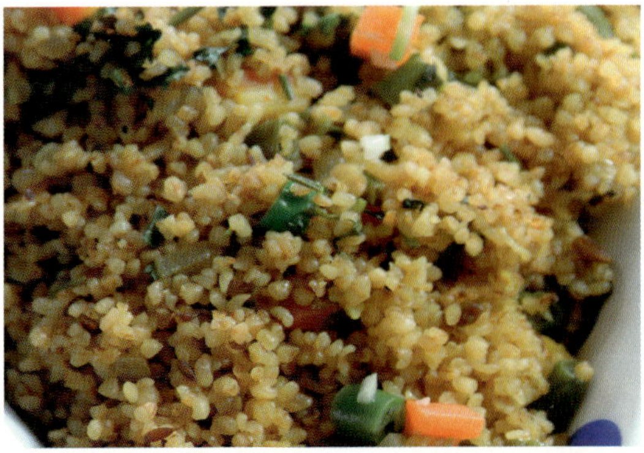

कैलोरी प्रति व्यक्ति 125 2 व्यक्ति

सामग्री

½ कप दलिया
¼ कप बारीक कटी बींस या ज्युखिनी
2 बड़े च. बारीक कटी हुई गाजर
½ शिमला मिर्च कटी हुई
½ कप कटी हुई पत्तागोभी
1 छोटा च. ऑलिव ऑयल
½ छोटा च. जीरा
1-2 हरी मिर्च कटी हुई
1 कली लहसुन - कटा हुआ
½ प्याज़ - बारीक कटा हुआ
एक चुटकी हल्दी
¼ छोटा च. लाल मिर्च पाउडर
½ छोटा च. धनिया पाउडर
2 बड़े च. कटा हुआ धनिया
1 छोटा च. नींबू का रस

विधि :

1. एक नॉन स्टिक पैन में दलिये को 7-8 मिनट तक धीमी आँच पर लगातार भूनें, जब रंग बदल जाये और खुश्बू आने तक भून लें। पैन से निकालें और अलग रखें।
2. इसी पैन में 1 छोटा च. तेल गर्म करें। जीरा डालें। जीरे को सुनहरा होने दें। लहसुन और हरी मिर्च डालें। चलायें। प्याज़ डालें। धीमी आँच पर प्याज़ को सुनहरा होने तक भूनें।
3. कटी हुई सब्ज़ियां डालें और 3-4 मिनट चलायें। हल्दी, लाल मिर्च, धनिया पाउडर, और ½ च. नमक डालें और 2 मिनट अच्छे से चलायें।
4. 1 कप पानी, दलिया और ½ छोटा च. नमक डालें। ढककर 10 मिनट तक बहुत धीमी आँच पर पकायें। बीच में दो बार चलायें। जब पानी सूख जाये और दलिया पक जाये आँच से उतारें। कटा हुआ धनिया और नींबू का रस डालें। अच्छे से मिलायें। गर्म परोसें।

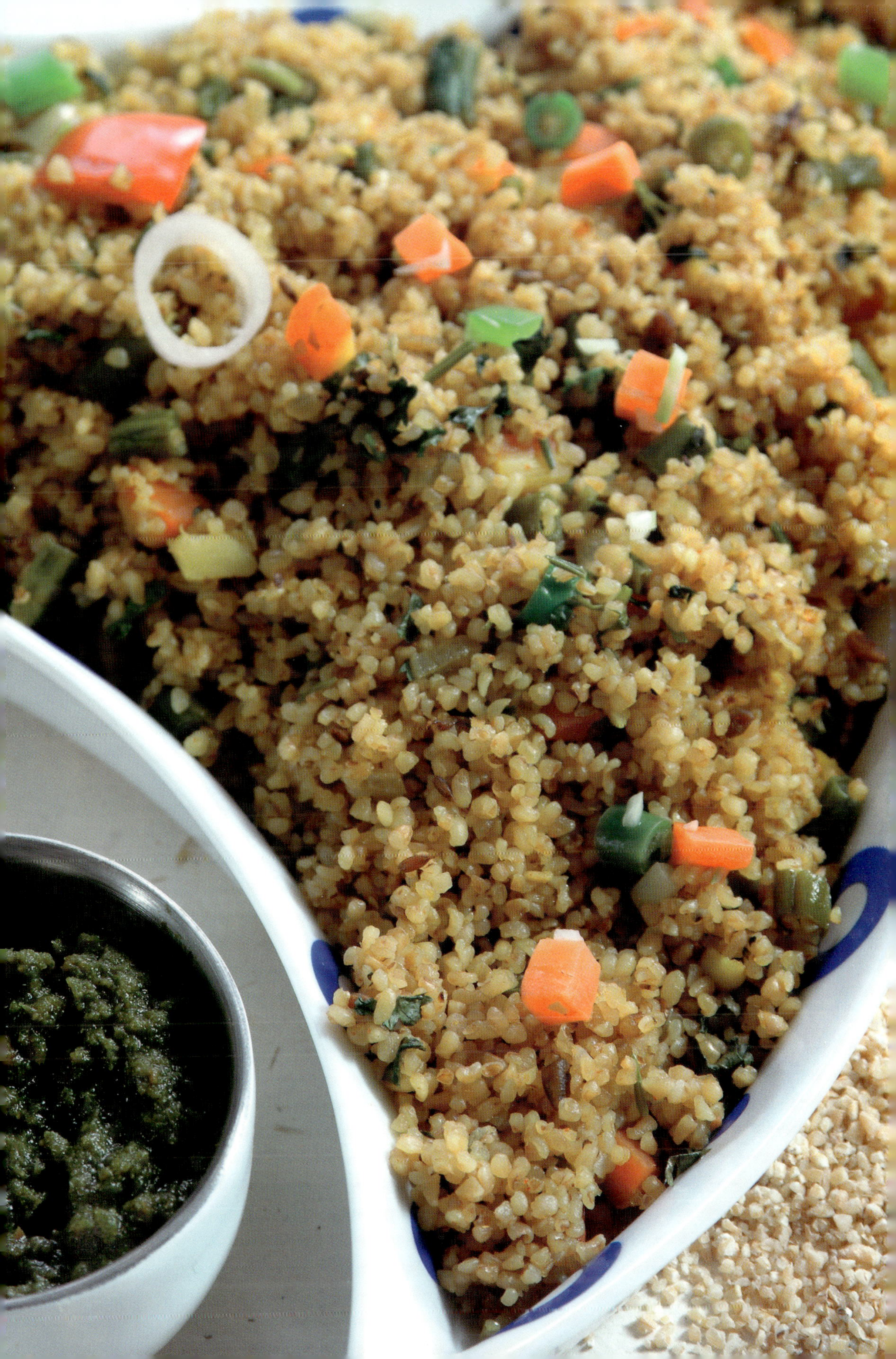

ओपन काकोरी बर्गर

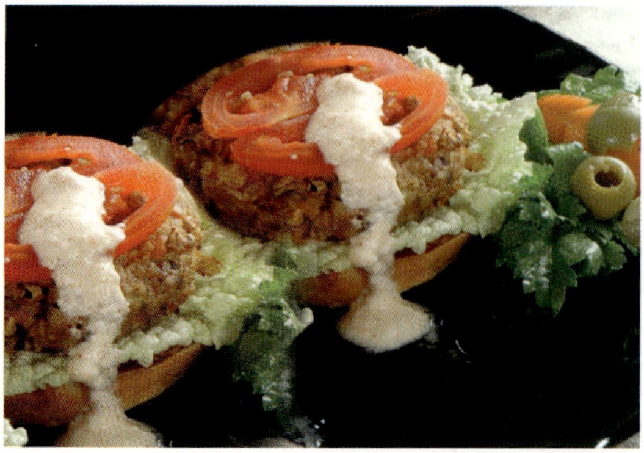

कैलोरी प्रति व्यक्ति 300 2 व्यक्ति

सामग्री

कबाब

1 मध्यम आकार की लौकी - छील लें
1 छोटे आकार का आलू - उबालकर मैश कर लें
1½ बड़ा च. भुना हुआ चना - पीसें (1 बड़ा च.)
1 छोटा च. अदरक - लहसुन पेस्ट
1-2 हरी मिर्च - बहुत बारीक कटी हुई
1 बड़ा च. हरा धनिया - बारीक कटा हुआ
½ छोटा च. भुना जीरा
½ छोटा च. नमक, ¼ छोटा च. लाल मिर्च पाउडर
½ छोटा च. अमचूर

ऊपर लगाने के लिए

4 बड़े च. गाढ़ी दही
1 छोटा च. मस्टर्ड सॉस
1 छोटा च. टमाटो कैचप
नमक स्वादानुसार

अन्य सामग्री

2 सलाद के पत्ते
2 टमाटर स्लाइस
2 प्याज़ स्लाइस
2 ब्रेड स्लाइस टोस्टिड
या
1 ब्राउन बर्गर बन

विधि :

1. छिली हुई लौकी को दो छोटे टुकड़ों में काटें। एक लौकी को घुमाते हुए कद्दूकस करें, ताकि बीच का बीज वाला भाग कद्दूकस न हो, इस तरह टुकड़े को चारों तरफ से कद्दूकस करें। कद्दूकस की गई लौकी 1½ कप होनी चाहिए। लौकी को निचोड़कर पानी निकालें। अब उबले हुए आलू मिलायें। कबाब की अन्य सामग्री मिलाकर अच्छे से मैश करें। मसाले चैक करें।
2. इस मिश्रण से 2 बड़े कबाब 3" के बनायें। नॉन स्टिक पैन को हल्के से तेल से चिकना करें। कबाब को मध्यम आँच पर 6-8 मिनट तक सुनहरा होने तक पकायें।
3. दही, मस्टर्ड सॉस और टमाटो कैचप मिलायें। नमक स्वादानुसार डालकर मिलायें और अलग रखें।
4. स्लाइस या आधा बन को तवे पर सेकें। आधा दही का मिश्रण लगायें। सलाद के पत्ते रखें। अब कबाब रखें। एक छोटा च. मस्टर्ड की ड्रेसिंग रखें। प्याज़ और टमाटर रखें। 1-2 बड़े च. दही का मिश्रण डालें और ओपन काकोरी बर्गर का मज़ा लें।

बर्गर टिप

जब आप बर्गर खाने जायें तो हमेशा याद रखें कि बर्गर ब्रेड का नीचे का हिस्सा ही खायें, ऊपर का हिस्सा फेंक दें। इससे आप अतिरिक्त कैलोरी लेने से बच जायेंगे।

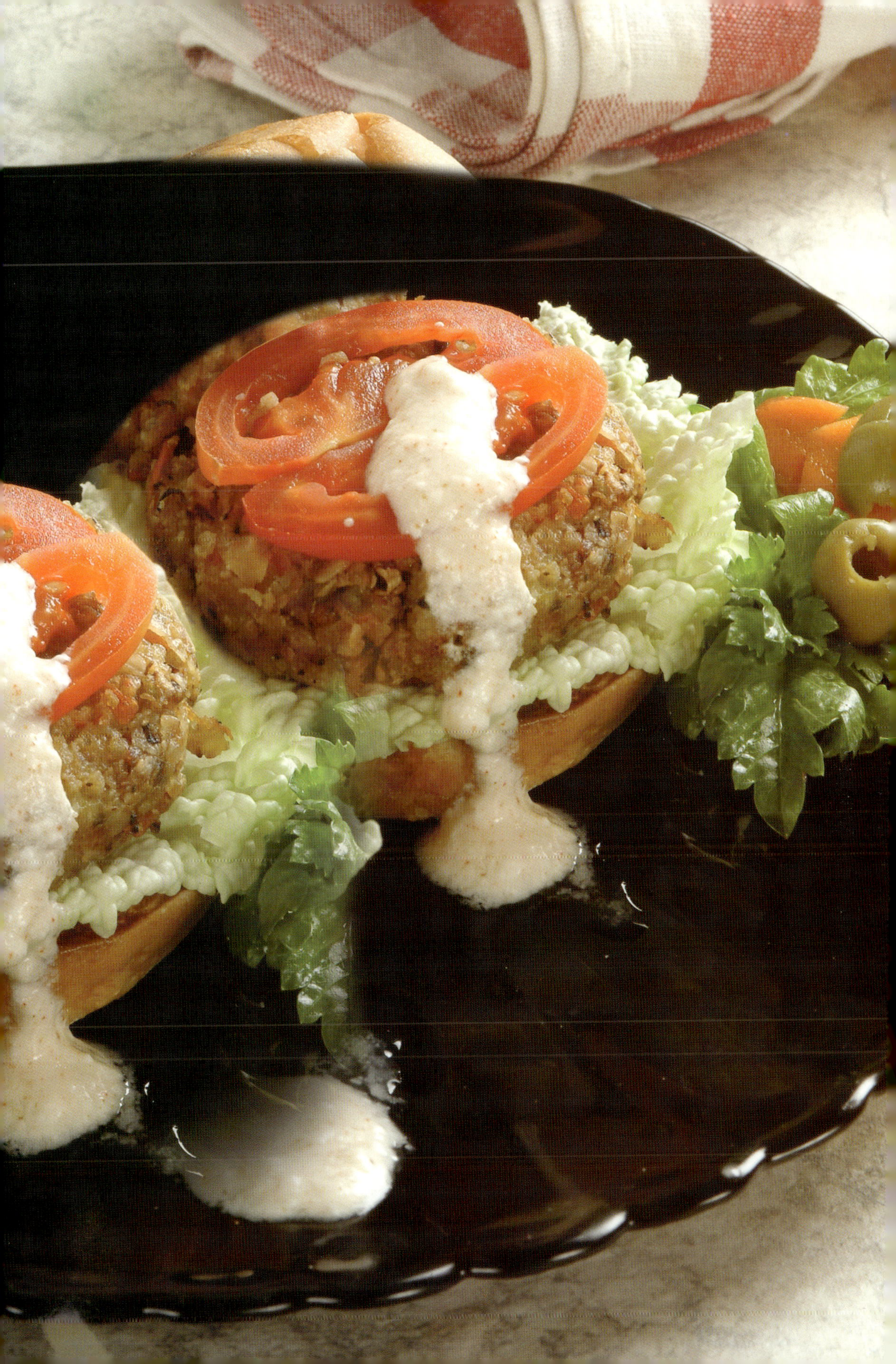

कॉर्न फ्लैक्स की चाट

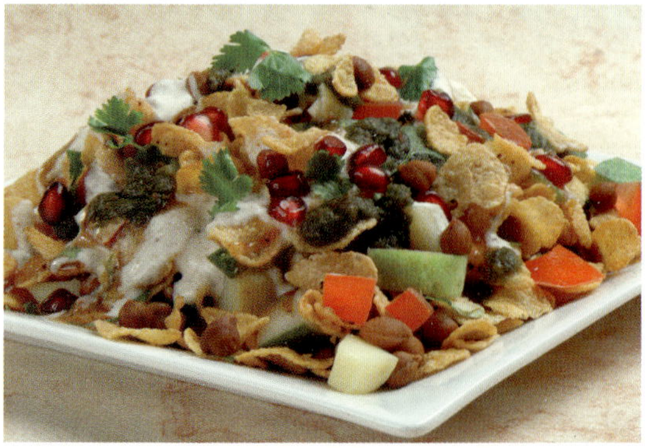

कैलोरी प्रति व्यक्ति 200 1 व्यक्ति

सामग्री

3 बड़े च. कार्नफ्लैक्स (Kellog's)
1 उबला हुआ आलू - बारीक कटा हुआ
½ खीरा - छिलके सहित बारीक कटा हुआ (1 कप)
1 बड़ा च. अनार के दाने
¼ कप स्प्राउट्स - स्टीम या उबले हुए
1 हरी मिर्च - बारीक कटी हुई
2 बड़े च. बारीक कटा हरा धनिया
1 टमाटर - बारीक कटा हुआ
चाट मसाला स्वादानुसार

मीठी चटनी

1 बड़ा च. अमचूर
¼ कप पानी
½ छोटा च. नमक, ½ छोटा च. लाल मिर्च पाउडर और ½ छोटा च. भुना जीरा
½ छोटा च. शुगर फ्री पाउडर या स्वादानुसार

दही (ऐच्छिक) नोट देखें

¼ कप दही - फेंटे और मसाले मिलाएं और एक चुटकी शुगर फ्री पाउडर मिलायें

विधि :

1. शुगर फ्री पाउडर को छोड़कर चटनी की सभी सामग्री मिलायें। उबालें। कुछ मिनट पकायें। लगातार चलाते रहें। गाढ़ापन आने पर आँच से उतारें। शुगर फ्री पाउडर स्वादानुसार डालें। मिलायें। अलग रखें।
2. सभी सब्ज़ियां और फल मिलायें। चाट मसाला डालें और हल्के से मिलायें।
3. परोसते समय फल और सब्ज़ियों को एक बाउल में रखें। मीठी चटनी डालें और हल्के से मिलायें।
4. चाट को एक चपटी फ्लेट डिश में डालें। 1-2 बड़े च. दही डालें। कॉर्नफ्लैक्स डालें। 1 बड़ा च. मीठी चटनी और दही डालें।
5. थोड़ा भुना जीरा और लाल मिर्च पाउडर बुरकें। तुरंत परोसें, नहीं तो चाट में कुरकुरापन खत्म हो जायेगा जिससे चाट मुलायम और लचीली हो जायेगी।

नोट :

आप इसे बिना दही मिलाये भेल की तरह भी बना सकते हैं। व्यंजन में शुगर फ्री डालकर 24 घंटे तक रखा जा सकता है। अगले दिन खाने पर थोड़ा कड़वा लगेगा। बेहतर होगा कि शुगर फ्री पाउडर आप परोसते समय ही डालें।

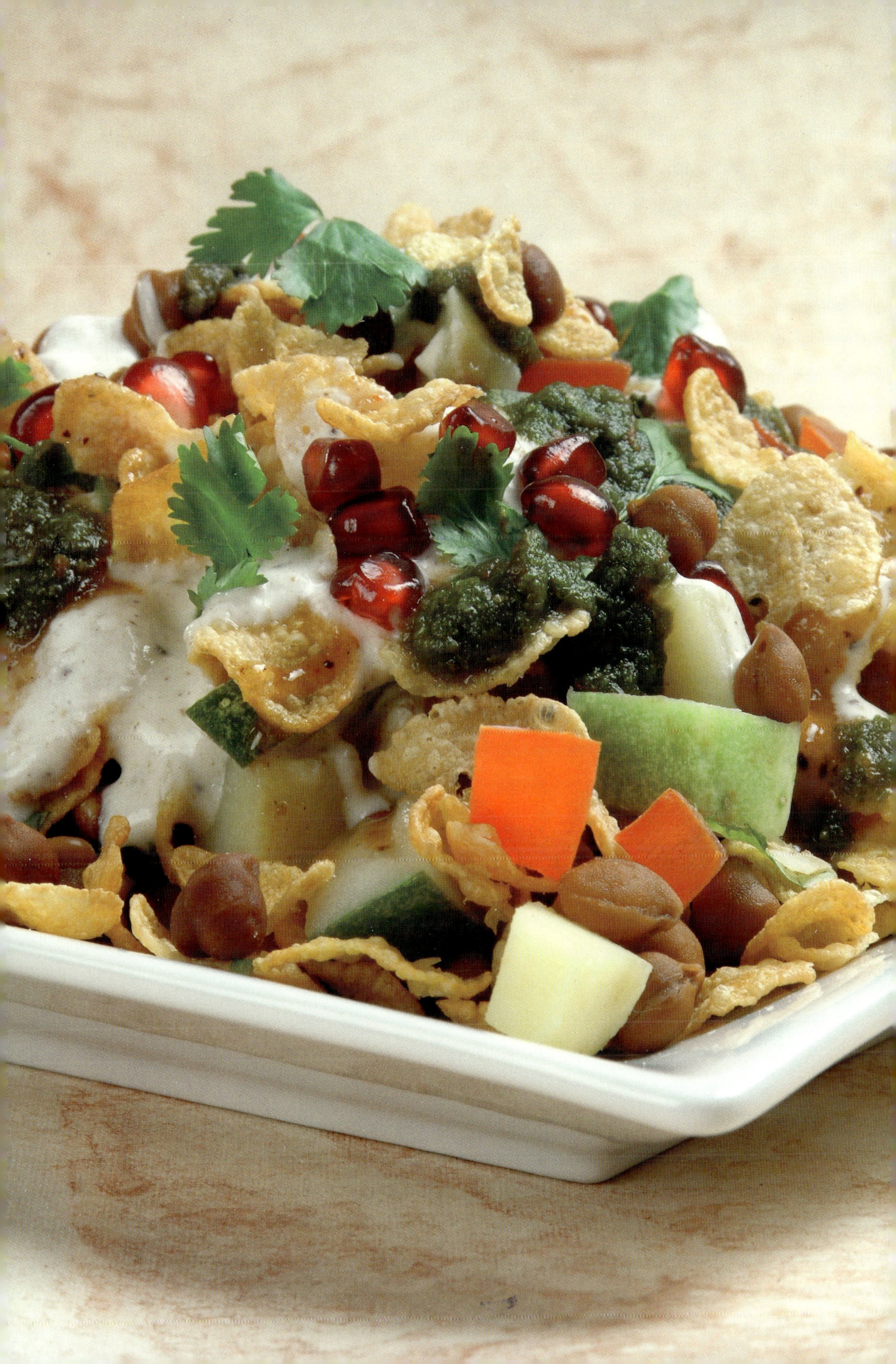

10 ऑन 10

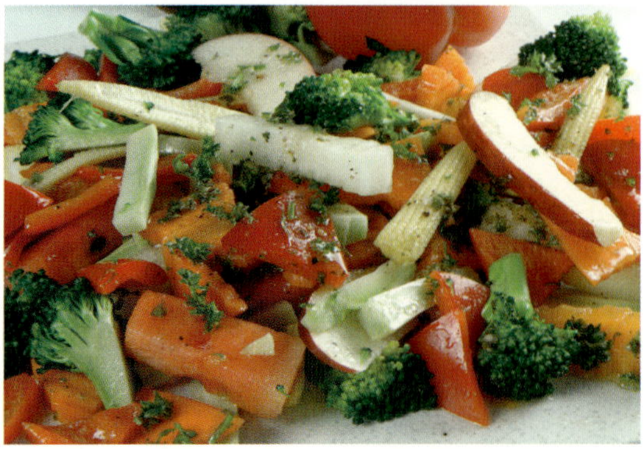

यह सलाद 5 सब्ज़ियों और 5 फलों को मिलाकर बनाया गया है। 5 और 5 मिलाकर 10 होते हैं। बेहतरीन स्वाद के कारण ही इसे 10 ऑन 10 दिये गये हैं।

कैलोरी प्रति व्यक्ति 80 | 1 व्यक्ति

सामग्री

फल

½ कीवी - 4 टुकड़ों में लंबाई में काटें
4 पपीते की फाँकें
4 खरबूजे की फाँकें
¼ सेब की 4-5 स्लाइसें लंबाई में या तिकोनी काटें
2 बड़े च. लाल अनार के दाने / 4-5 स्ट्राबरी

सब्ज़ियां

4 ब्रोकली के छोटे टुकड़े
¼ गाजर - लंबाई में पतले स्लाइस काटें या तिकोने स्लाइस काटें
1 बेबी कॉर्न - 4 लंबे स्लाइस में काटें
4-5 डंडी एसपेरागस या 4-6 बींस या 4-6 स्नो पीस
¼ लाल या हरी शिमला मिर्च - ½" के छोटे टुकड़ों में काटें

पार्सले विनेग्रेटे

2 बड़े च. ठंडा दूध
2 बड़े च. नींबू का रस, 2 छोटे च. कुटा हुआ लहसुन
1 बड़ा च. बारीक कटा पार्सले
½ छोटा च. नमक, ¼ छोटा च. काली मिर्च
एक चुटकी शुगर फ्री पाउडर - ऐच्छिक

विधि :

1. विनेग्रेटे की सभी सामग्री को एक ऐसी बोतल में डालें जिसे अच्छं से बंद किया जा सके। सामग्री डालने के बाद अच्छे से मिलायें। आप इसे बाउल में भी फेंट सकते हैं।
2. सब्ज़ियों के लिए सभी सब्ज़ियों को धो लें। शिमला मिर्च को छोड़कर सभी सब्ज़ियों को एक बड़ी चपटी माइक्रोवेव डिश में रखें। सभी सब्ज़ियों को 3 मिनट तक ढककर माइक्रोवेव करें। माइक्रोवेव से निकालें और तुरंत नींबू का रस, नमक, काली मिर्च डालें। परोसने के समय तक ढककर रखें।
3. परोसते समय सभी सब्ज़ियों को साफ किचन टॉवल पर सुखायें। एक बाउल में सभी सब्ज़ियों और फलों का मिलाएं। तैयार ड्रेसिंग सभी फलों और सब्ज़ियों पर डालकर परोसें।

नोट :

पाइनएपल, पपीता, कीवी पर दूध डालने से कड़वापन आ सकता है, इसलिए ड्रेसिंग आप परोसते समय ही डालें।

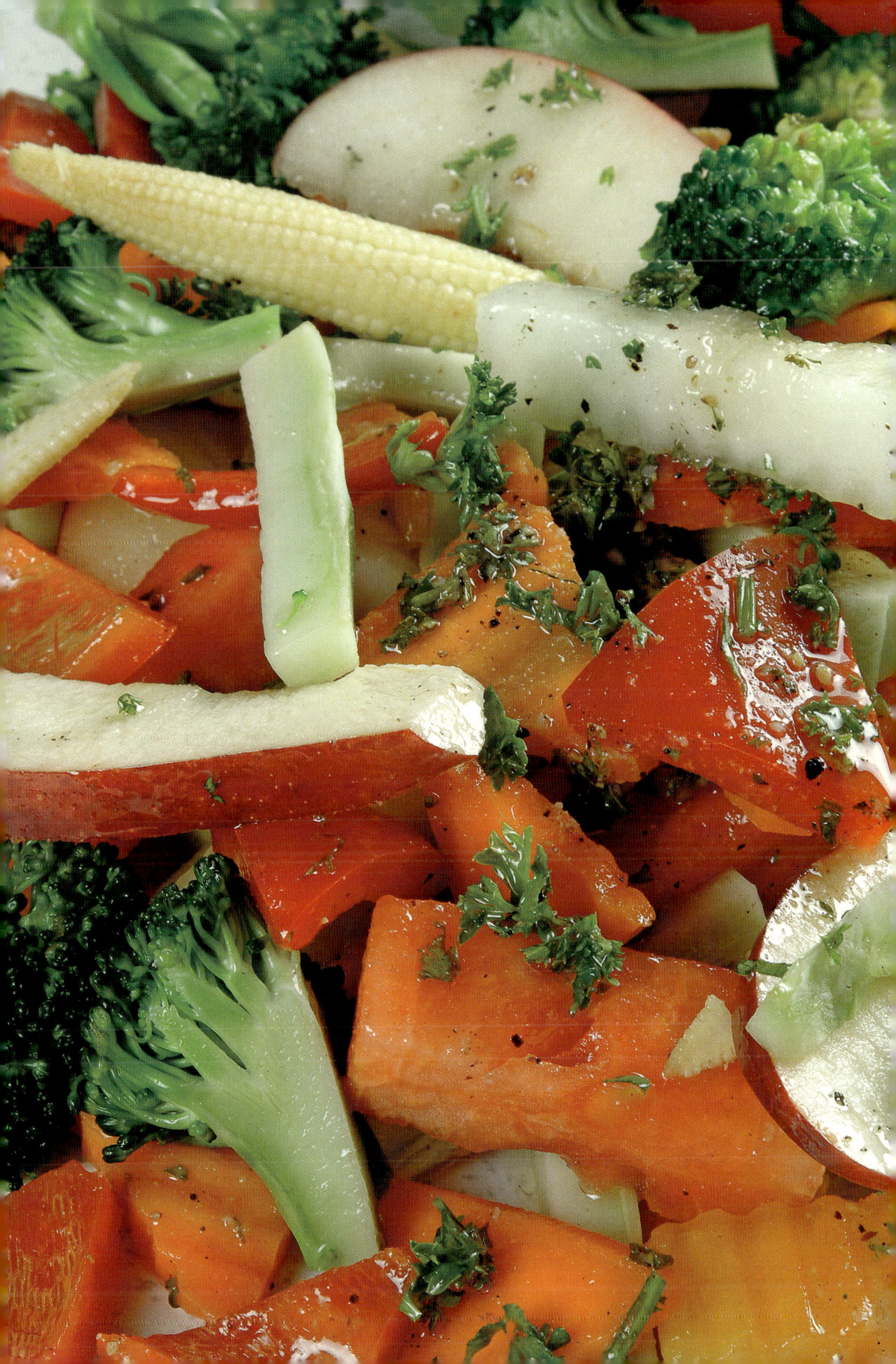

दिन 7

एक गिलास गर्म पानी लें। ½ छोटा च. शहद और एक छोटा च. नींबू का रस डालें। सुबह सबसे पहले पियें।

8 कैलोरी

सुबह की चाय 40 कैलोरी

एक कप कम दूध की चाय शुगर फ्री पाउडर डालकर पीयें। एक मेरी/मोनेको बिस्कुट लें। रस्क न लें।

सुबह का नाश्ता 210 कैलोरी

1 गिलास टमाटर-गाजर का जूस पियें। 2 टमाटर, ½ कटी हुई गाजर, 3-4 पुदीने की पत्तियां और ½ कप ठंडा पानी डालकर ग्राइंडर में पीसें। जूस को छानें और स्वादानुसार काला नमक डालकर पीयें।

हरी मूंग दाल के 2 चीले बनायें। 2 बड़े च. दही में एक कप ठंडा पानी, भुना जीरा और नमक डालकर पतली लस्सी बनाकर चीलों के साथ लें।

दोपहर का भोजन 250 कैलोरी

½ आटा मेगी में काफी मात्रा में सब्जियां (1 कप कटी हुई सब्ज़ियां - बींस, गाजर, शिमला मिर्च और पत्तागोभी) डालकर बनायें।

रात के भोजन से पहले के स्नैक शाम 7 बजे 200 कैलोरी

अंकुरित दाल की चाट जो केवल 50 ग्रा. स्टीम स्प्राउट (पैकेट का 1/3 भाग) और ½ खीरा, ½ उबला आलू 2 बड़े च. अनार के दाने या ½ प्याज़, हरा धनिया और चाट मसाला डालकर बनी हो।

रात का भोजन (बिना नमक) 100 कैलोरी

दूध और फल या एक बड़ा गिलास शेक (गिलास लंबे आकार का लें) या पतली स्मूथी लें।

कुल कैलोरी (प्रतिदिन) : 808 कैलोरी

किसी भी समय के लिए वेजिटेबल सूप

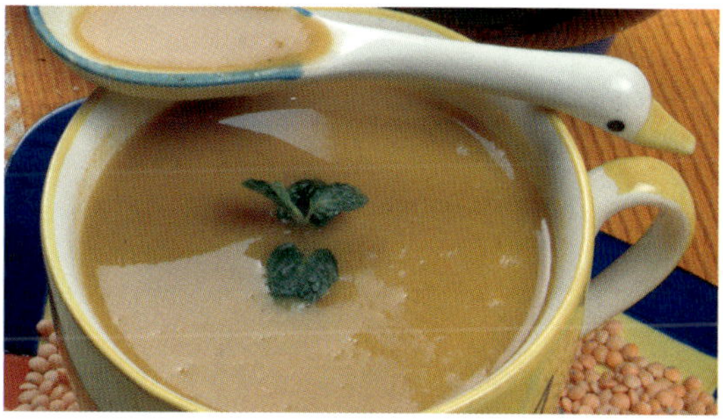

कैलोरी प्रति व्यक्ति 50 2 व्यक्ति

सामग्री

3-4 बींस - कटे हुए, 1 कप बारीक कटी हुई गाजर
¼ हरी शिमला मिर्च - कटी हुई
½ कप कटी हुई लौकी या पत्तागोभी या फूलगोभी
2 टमाटर - कटे हुए (1 कप)
2-3 काली मिर्च, ½" दालचीनी, 2 लौंग
1 कली लहसुन - कटा हुआ, 1¼ छोटा च. नमक

विधि :

1. सभी सामग्री को एक प्रेशर कुकर में डालें। 1½ कप पानी डालें। एक सीटी आने पर आँच धीमी कर दें। 2 मिनट पकायें। आँच से उतारें।
2. सूप को ठंडा करें। मिक्सी में पीसें और छान कर गर्म करें। गर्म परोसें।

हरा मूंग चीला

कैलोरी प्रति व्यक्ति 125 2 व्यक्ति (मात्रा 4)

सामग्री

¼ कप छिलके वाली टूटी मूंग दाल (साबुत दाल न लें)
¼ कप हरा धनिया - बारीक कटा हुआ
1 छोटा च. कटा हुआ अदरक
1 हरी मिर्च - बारीक कटी हुई,
1 बड़ा च. कटा हुआ लहसुन, ½ छोटा च. नमक

विधि :

1. दाल को 2 घंटे के लिए भिगो दें। छानें। हरा धनिया, हरी मिर्च, नमक, अदरक और लहसुन मिलाकर बारीक पीस लें। लगभग ¼ कप पानी डालकर दुबारा से पीसकर कुछ गाढ़ा सा घोल बना लें। अलग रखें।
2. चीला बनाने के लिए नॉन स्टिक पैन या तवा गर्म करें। ज्यादा गर्म न करें। तेल से चिकना करें। कटे प्याज़ या टिशू पेपर से तेल को पौंछे।
3. एक छोटी करछी या सर्विंग स्पून से चीला बनाने के लिए घोल लें और तवे पर 4" व्यास का चीला बनायें।
4. आंच को धीमी कर दें। किनारों को करारा होने दें। जब एक साइड चीला सिक जाये तो उसे पलट दें। दूसरी साइड भी इसी तरह सेकें। 2 बड़े च. दही से बनी पतली लस्सी और टोस्ट के साथ गर्म परोसें।

स्नैक, जो स्वास्थ्य के लिए हानिकारक हैं

हम स्नैक क्यों खाते है, इसके दो कारण हो सकते है-

1. आप जो डाइट ले रहे हैं उससे आप संतुष्ट नहीं है।
2. आप जो तीन समय का भोजन ले रहे हैं, वह पर्याप्त रूप से संतुलित नहीं हैं।

पहला जो कारण है उसे आप फाईबर युक्त भोजन से सही करें। बिना कंट्रोल करते हुए अपौष्टिक स्नैक आपको मोटा बनाते हैं।

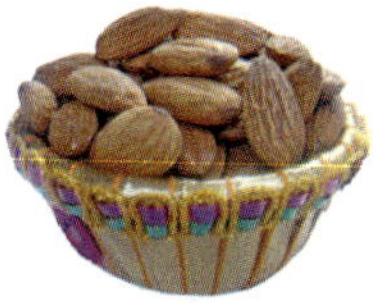

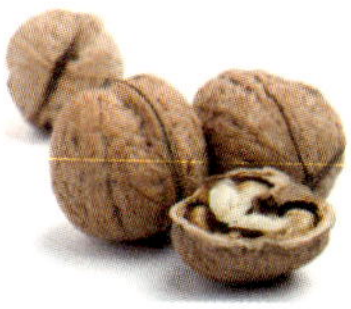

इसकी जगह यदि आप सूखे मेवे, बादाम, अखरोट या एक सेब या एक कप हरी चाय ले सकते हैं इससे आपको संतुष्टि मिलेगी।

हानिकारक स्नैक ?

- आप अपने आप से वादा करें कि आप वही भोजन करेंगे जो आपके स्वास्थ्य के लिए अच्छा है। आपकी अगर केक या मीठा खाने की तीव्र इच्छा हो रही है तो आप उसकी जगह कोई भी फल ले सकते हैं।
- यदि आप कुछ पीना चाहते हैं तो ताज़े फलों का जूस ही लें। ट्रेटा पैक या गैस युक्त पेय न लें।
- अगर शाम के समय आपको भूख लगे तब आप दो मेरी बिस्किट लें।
- चाय बिना चीनी की पीने की कोशिश करें। धीरे-धीरे आपको बिना चीनी की चाय स्वाद लगने लगेगी। इस तरह से आपको अपना वज़न कम करने में बहुत सहायता मिलेगी।

किसी भी समय के लिए वेजिटेबल सूप

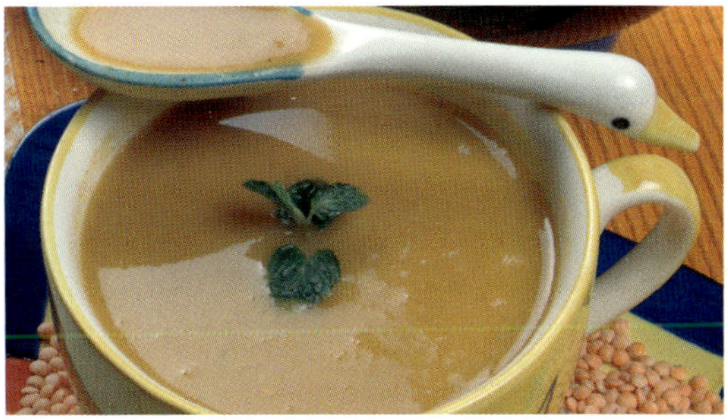

कैलोरी प्रति व्यक्ति 50 2 व्यक्ति

सामग्री

3-4 बींस - कटे हुए, 1 कप बारीक कटी हुई गाजर
¼ हरी शिमला मिर्च - कटी हुई
½ कप कटी हुई लौकी या पत्तागोभी या फूलगोभी
2 टमाटर - कटे हुए (1 कप)
2-3 काली मिर्च, ½" दालचीनी, 2 लौंग
1 कली लहसुन - कटा हुआ, 1¼ छोटा च. नमक

विधि :

1. सभी सामग्री को एक प्रेशर कुकर में डालें। 1½ कप पानी डालें। एक सीटी आने पर आँच धीमी कर दें। 2 मिनट पकायें। आँच से उतारें।
2. सूप को ठंडा करें। मिक्सी में पीसें और छान कर गर्म करें। गर्म परोसें।

हरा मूंग चीला

कैलोरी प्रति व्यक्ति 125 2 व्यक्ति (मात्रा 4)

सामग्री

¼ कप छिलके वाली टूटी मूंग दाल (साबुत दाल न लें)
¼ कप हरा धनिया - बारीक कटा हुआ
1 छोटा च. कटा हुआ अदरक
1 हरी मिर्च - बारीक कटी हुई,
1 बड़ा च. कटा हुआ लहसुन, ½ छोटा च. नमक

विधि :

1. दाल को 2 घंटे के लिए भिगो दें। छानें। हरा धनिया, हरी मिर्च, नमक, अदरक और लहसुन मिलाकर बारीक पीस लें। लगभग ¼ कप पानी डालकर दुबारा से पीसकर कुछ गाढ़ा सा घोल बना लें। अलग रखें।
2. चीला बनाने के लिए नॉन स्टिक पैन या तवा गर्म करें। ज्यादा गर्म न करें। तेल से चिकना करें। कटे प्याज़ या टिशू पेपर से तेल को पौंछे।
3. एक छोटी करछी या सर्विंग स्पून से चीला बनाने के लिए घोल लें और तवे पर 4" व्यास का चीला बनायें।
4. आंच को धीमी कर दें। किनारों को करारा होने दें। जब एक साइड चीला सिक जाये तो उसे पलट दें। दूसरी साइड भी इसी तरह सेकें। 2 बड़े च. दही से बनी पतली लस्सी और टोस्ट के साथ गर्म परोसें।

जब वज़न तौलने की मशीन की सूई पीछे न हो तो...

यह सामान्य बात है कि आप 3-4 किलो वजन तो कम कर लेते हैं लेकिन इससे ज़्यादा आप अपना वज़न कम नहीं कर पाते और जब आप वज़न तोलते हैं तो मशीन की सूई पीछे नहीं आती। आप निराश न हों। इसी वज़न को 6-7 दिन तक बनाए रहें। इन दिनों आप लो-कैलोरी भोजन जैसे बताया गया है लेते रहें, पर इसके बाद 2 दिन आप बहुत ही कम कैलोरी वाली डाइट, जो नीचे बताई गई हैं, उसका अनुसरण करें। इन दिनों आप अपने फ्रिज में सही फल रखें। तीसरे दिन आप आपने वास्तविक कम कैलोरी प्रोग्राम पर लौटें-

1. सुबह की सैर के बाद एक गिलास पानी में ½ नींबू का रस डालकर पीयें।
2. बेड-टी के साथ 2-3 मेरी/मोनेको बिस्किट लें।
3. **सुबह का नाश्ता** - पपीता या खरबूजा काफी मात्रा में, ½ कटोरी दलिया टोण्ड दूध और किसी भी फल के कुछ स्लाइस या एक गिलास नमक वाली लस्सी के साथ एक चटनी सैंडविच लें।
4. **लंच छोड़ें** - लंच में जब आपको भूख लगे तब आप 2 संतरे या ऐसे फल खायें जिनमें पानी की मात्रा अधिक हो। जैसे - तरबूज या खरबूजा।
5. **शाम की चाय** - शाम की चाय लेते समय आप चाय के साथ 2 मेरी/मोनेको बिस्किट लें।
6. **रात का भोजन** - 1 कप सूप (रेडिमेड पैकेट सूप, knor या Maggie जो चाहें) और 2 स्लाइस ब्रेड (ब्राउन ब्रेड) लें। अगले दिन भी यही प्रोग्राम करें।

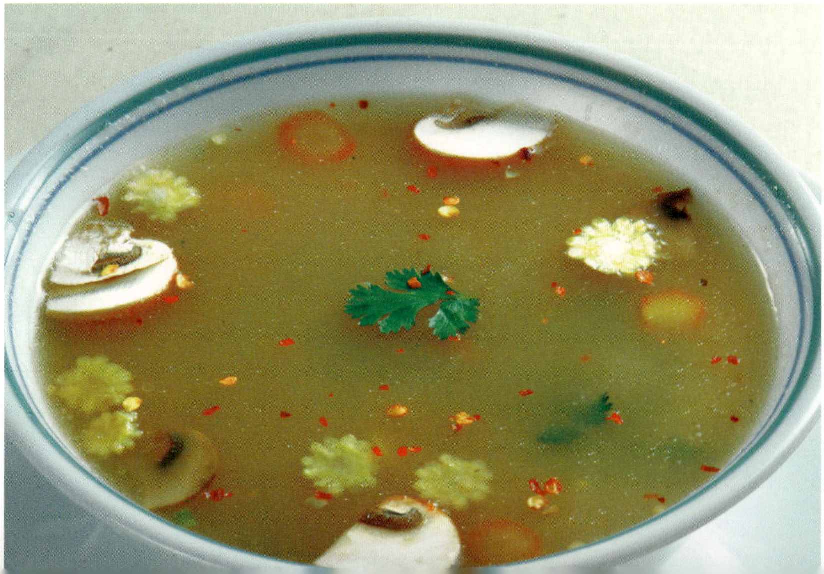

अपने दिल को समझाएं

मनपसंद चीज़ों को खाने की जबर्दस्त इच्छा के होने को cravings कहते हैं। जब भी हम अपनी मनपसंद खाने की चीज़ों को देखते हैं तो वह हानिकारक होते हुए भी हमें आकर्षित करती हैं और उन्हें खाने की तीव्र इच्छा होती है। जिसे हम रोक नहीं पाते। यहां आपको कुछ उत्कृष्ट तरीके और सुझाव दिए जा रहे हैं जिन्हें अपनाकर आप मनपसंद और high calorie चीज़ों की ओर आकर्षित नहीं होंगी-

1. आप भूखे हैं और आपकी चाकलेट खाने की तीव्र इच्छा हो रही है। ऐसी स्थिति में निराश न हों और अपने मन को समझाएं और उत्साहित करें कि चाकलेट हमारे स्वास्थ्य के लिए हानिकारक है, इसलिए यह हमें नहीं खानी चाहिए।

2. यदि आपका दिल कहता है कि ''बस थोड़ा सा खा लूं या, थोड़ा सा टुकड़ा उठा लूं और सोच कर आप पकौड़ों की भरी प्लेट की ओर आकर्षित होते हैं, तो...। आप अपने दिल की ऐसी आवाज़ें न सुनें, और थोड़ा अपने आप से सख्त बनें।

3. अपनी बदली सोच और विषय के हिसाब से अपने कमरे के माहौल को बदलिए और स्वास्थ्य के लिए हानिकारक खाद्य पदार्थों को दूर रखें।

4. वज़न के लिए हानिकारक चीज़ें कभी-कभार लें, पर याद रहे कि कभी-कभार ही लें।

5. जब आपकी इच्छा नमक/मीठा/रिफाइंड खाने की इच्छा होती है और हम खा लेते हैं तो यह हमारी डायट प्लान को खराब करते हैं। इसलिए स्वास्थ्य के लिए हानिकारक खाने की चीज़ों की एक पीस लें और बाकी बांट दें, या अपनी नज़रों से दूर कर दें। जैसे chocolate की एक छोटा पीस लें और बाकी बांट दें। ice cream आधी खाएं और बाकी फेंक दें।

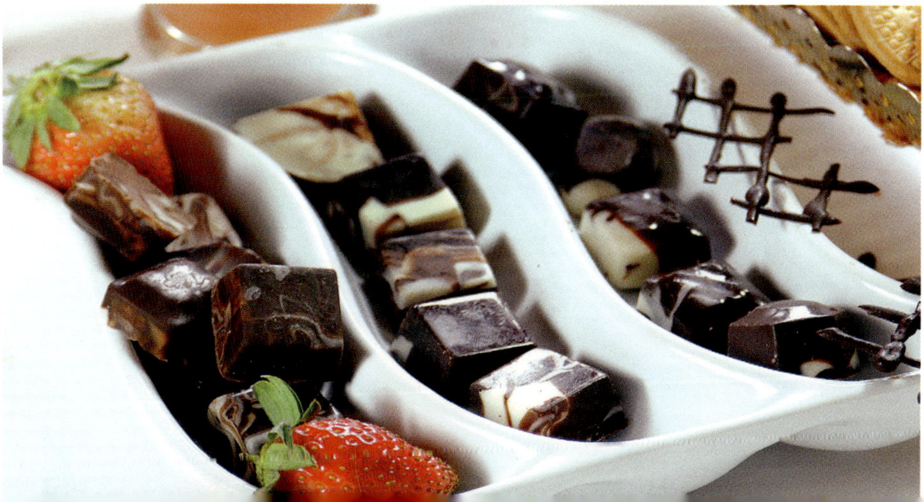

पार्टियों में भोजन

पार्टियों में परोसे जाने वाले भोजन से सही चीज़ों का चुनाव करके ही सेवन करना चाहिए।

पार्टियों में परोसे जाने वाला भोजन आमतौर पर हमारे वज़न को बढ़ाता है, परंतु कुछ ऐसी चीज़ें भी पार्टी में होती हैं जिन्हें कभी-कभार ले सकते हैं।

आप मोकटेल से दूर रहें। इसमें चीनी के अलावा कुछ नहीं है। सोडा लीजिए। इसमें ज़्यादा बर्फ, नींबू स्लाइस चाहें तो एक हरी मिर्च डाल लें। यदि आपको मीठा पसंद है तो आप मीठे के लिये शुगर फ्री पाउडर मिलायें।

पार्टी में ग्रेवी और नान से दूर रहें। रोटी, रायता, सूखी डिशेज लें।

पार्टियों में खाते समय अपनी प्लेट में कम खाना डालें। कम तेल वाली सूखी चीज़ें चुनें। सलाद अधिक मात्रा में खायें। रायते में तेल नहीं होता, और रोटी कार्बोहाइड्रेड का एक अच्छा स्रोत है, जो हमारे स्वास्थ्य के लिए अच्छा है। नॉन मैदे से बनता है जोकि स्वास्थ्य को नुकसान पहुंचाता है। आटा स्वास्थ्य के लिए अच्छा हैं।

आप यह लें : एक तंदूरी रोटी, एक कटोरी रायता, साथ में कोई एक सूखी सब्जी, और हरा सलाद ज़्यादा लें। ड्रेसिंग वाला सलाद न लें।

ग्रेवी हानिकारक है... ग्रेवी और सॉस खाने से बचिए

पारंपररिक सॉस जैसे मेयोनीज़, ग्रेवी और अन्य ड्रेसिंग सॉस आमतौर पर क्रीम, मैदा और तेल से बनी होती हैं। करी डिश में से आप ज़्यादा ग्रेवी न लें। जैसे अगर तरी वाले आलू-मटर या राजमाँ बने हैं तो आप अपनी प्लेट में ग्रेवी न लें बल्कि राज़मा या आलू-मटर उठाकर डालें।

आप जब शादियों या पार्टियों में जाते हैं तो अपनी प्लेट में ठोस आहार ही लें और ग्रेवी को छोड़ दें, क्योंकि ग्रेवी में फैट अधिक होता है। ग्रेवी काजू, तिल या खसखस जैसे फैट युक्त चीज़ों से बनी होती है। गाढ़ी ग्रेवी से पतली ग्रेवी बेहतर होती है। आप मीठे को देखकर निराश मत होइए। आप सबसे हल्की मिठाई लें लेकिन बहुत ही कम मात्रा में लें। और धीरे-धीरे खाकर मीठे का आनंद लें।

पार्टी के अगले दिन...

रात की पार्टी के भोजन के बाद अगले दिन बहुत ही हल्का लंच करें, जैसे केवल फल लें, जिससे पिछली रात की अधिक कैलोरी को बराबर कर सकें। अगर लंच भारी रहा हो तो, आप सूप और टोस्टिड ब्रेड स्लाइस या हरी चटनी सैंडविच रात के भोजन में लें।

रात की पार्टी में अपने दोस्तों के कहने पर आइसक्रीम, तला हुआ भोजन अर्थात आप अतिरक्ति कैलोरी ले चुके हैं। तो आप निराश न हों। अगले दिन आप अपनी डाइट में थोड़ी समझदारी बरतें क्योंकि आप अतिरिक्त कैलोरी ले चुके हैं तो आप कम कैलोरी लें। याद रहे कि आप एक दिन की तय कैलोरी में अतिरिक्त कैलोरी न जुड़ने दें। एक पौंड/½ किलो वज़न बढ़ाने के लिए 3500 कैलोरी लेनी होती है और आइसक्रीम से केवल 250 कैलोरी प्राप्त होती है। आप भोजन से 125 कैलारी कम कर सकते हैं और प्रतिदिन के कार्यो और व्यायाम द्वारा 125 कैलोरी कम कर सकते हैं। अपने आपको दोनों तरीके अपनाने के लिए प्रेरित करें, जिससे आपका वज़न न बढ़े।

पिकनिक पार्टी...

जब आप रात के खाने या पार्टी के लिए आमंत्रित होती हैं तो आप उन्हें ऐसी चीज़ खुद लाने की सलाह दे सकती हैं जो आप खा सकें। लेकिन आप अपनी खास डाइट के बारे में सभी को न बतायें। यह आवश्यक नहीं कि उन्हें पता चले कि जो डिश आप बनाकर लाई हैं वह कम वसा युक्त है, और इसलिए आप यह डिश लाई हैं।

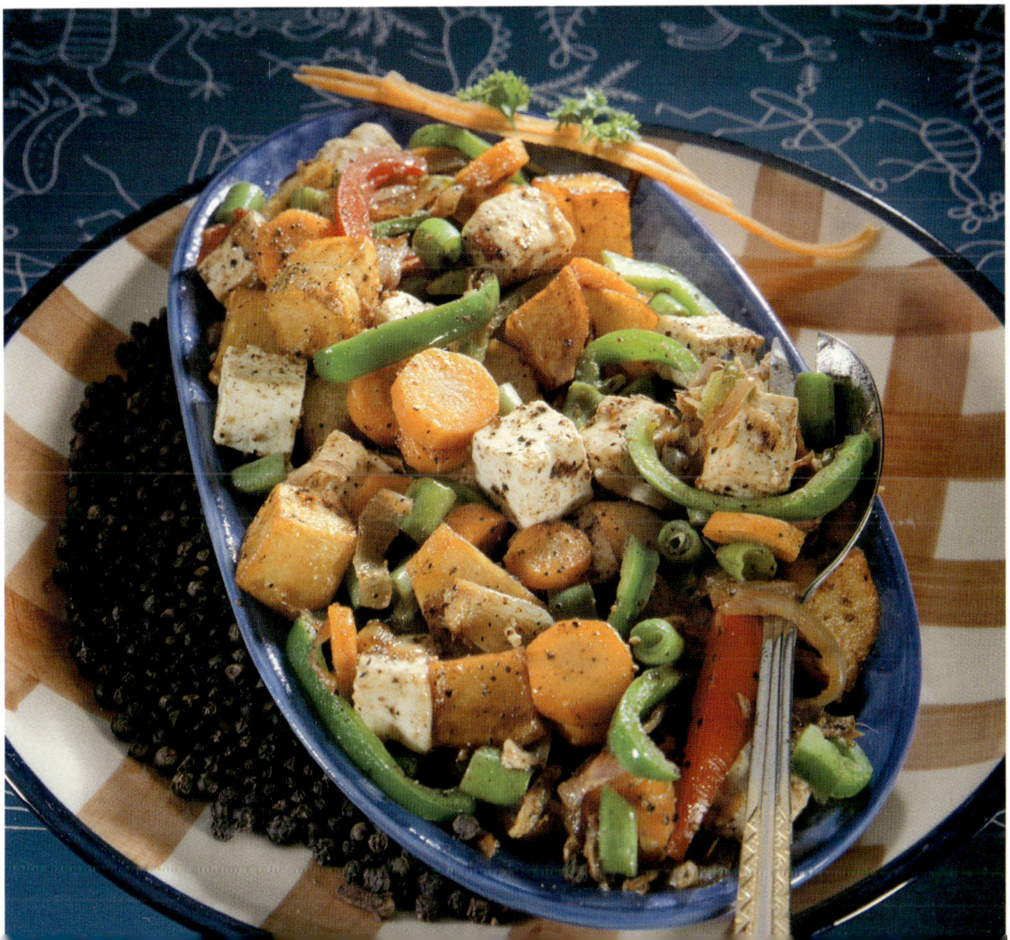

स्नैक, जो स्वास्थ्य के लिए हानिकारक हैं

हम स्नैक क्यों खाते है, इसके दो कारण हो सकते है-

1. आप जो डाइट ले रहे हैं उससे आप संतुष्ट नहीं है।
2. आप जो तीन समय का भोजन ले रहे हैं, वह पर्याप्त रूप से संतुलित नहीं हैं।

पहला जो कारण है उसे आप फाईबर युक्त भोजन से सही करें। बिना कंट्रोल करते हुए अपौष्टिक स्नैक आपको मोटा बनाते हैं।

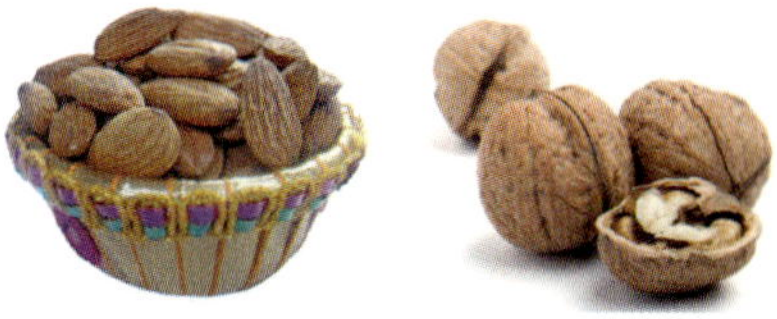

इसकी जगह यदि आप सूखे मेवे, बादाम, अखरोट या एक सेब या एक कप हरी चाय ले सकते हैं इससे आपको संतुष्टि मिलेगी।

हानिकारक स्नैक ?

- आप अपने आप से वादा करें कि आप वही भोजन करेंगे जो आपके स्वास्थ्य के लिए अच्छा है। आपकी अगर केक या मीठा खाने की तीव्र इच्छा हो रही है तो आप उसकी जगह कोई भी फल ले सकते हैं।
- यदि आप कुछ पीना चाहते हैं तो ताज़े फलों का जूस ही लें। ट्रेटा पैक या गैस युक्त पेय न लें।
- अगर शाम के समय आपको भूख लगे तब आप दो मेरी बिस्किट लें।
- चाय बिना चीनी की पीने की कोशिश करें। धीरे-धीरे आपको बिना चीनी की चाय स्वाद लगने लगेगी। इस तरह से आपको अपना वज़न कम करने में बहुत सहायता मिलेगी।

पौष्टिक पेय

गाजर और अमरूद का जूस

यह पेय विटामिन से भरपूर है।

4 गाजर - छिली हुई, 1 अमरूद - धो लें

गाजर और अमरूद का जूसर में जूस निकाल लें। इच्छानुसार आइस क्यूब डालें।

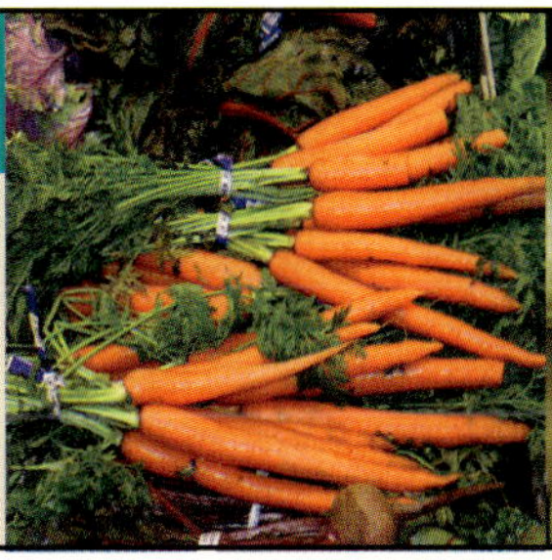

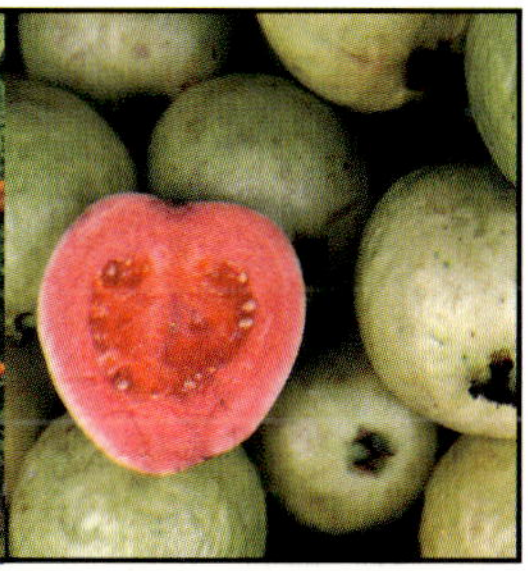

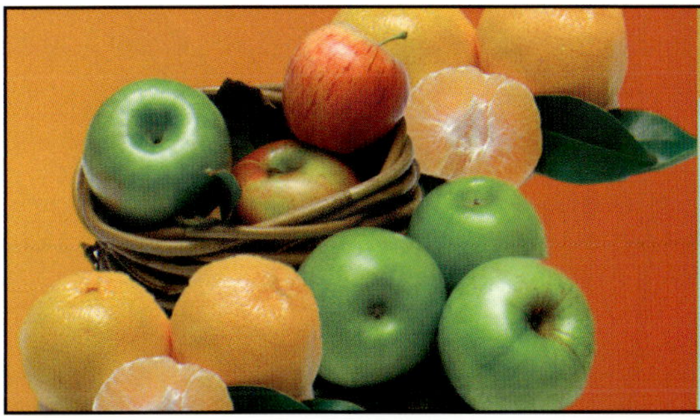

विटामिन-C बूस्टर

जूस से हमारे शरीर को अधिक मात्रा में विटामिन-C मिलता है। विटामिन-C आयरन के अवशोषण में मदद करता है।

सेब और संतरे का जूस निकालें। नमक और चीनी स्वादानुसार डालें। बर्फ इच्छा हो तो डालें।

स्ट्राबरी डिलाइट

आप इस अनोखे स्वाद का आनंद लें...

3 कप कटा हुआ तरबूज, 100 ग्रा. स्ट्राबरी - पत्तियां निकाल लें

जूसर में डालकर जूस निकालें और बर्फ डालकर पीयें।

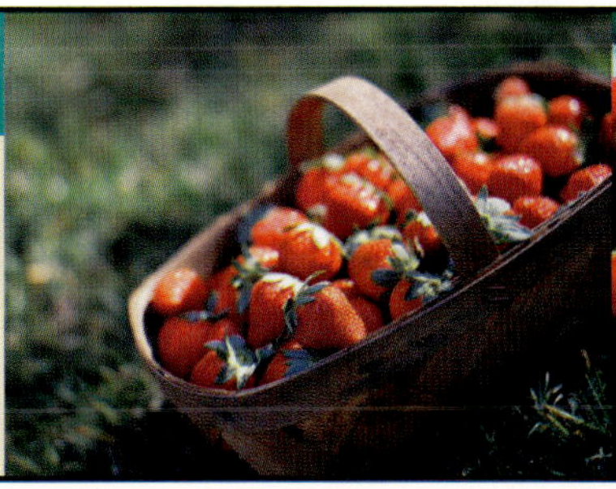

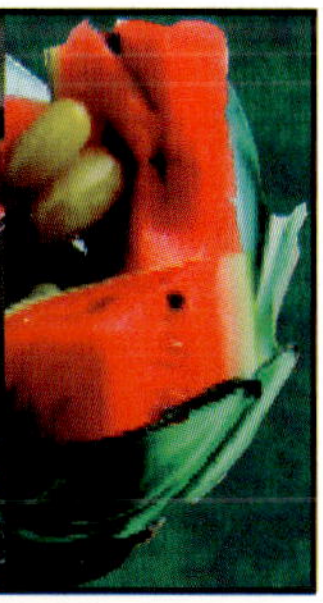

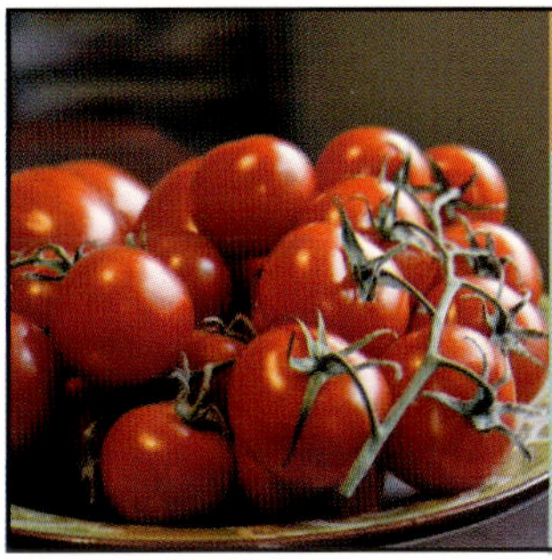

टॅमाटो जूस

यह सदाबहार और पौष्टिक जूस है।

4 टमाटर, नमक और काली मिर्च स्वादानुसार, 1 बड़ा च. कटा हुआ पुदीना।

4 पके हुए टमाटर, ½ कप पानी के साथ मिक्सर में पीस लें चुटकी भर नमक और काला नमक डालें। छलनी में छानें। कटी हुई पुदीने की पत्तियां डालकर सजायें।

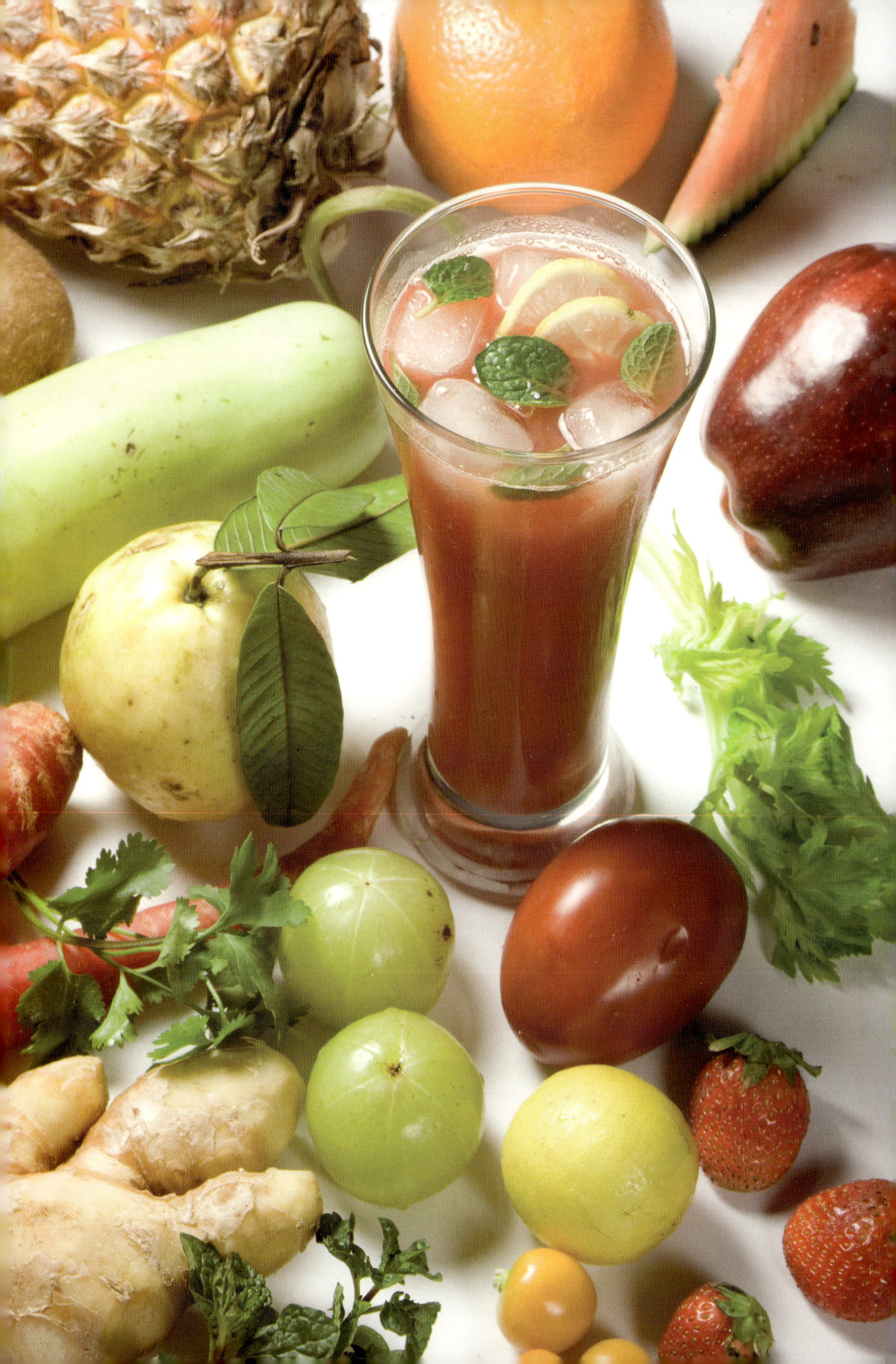

जिंजर मिक्स

2 संतरे, ½ कटा हुआ अन्नानास
1" अदरक का टुकड़ा, ½ गाजर का जूस

फलों और सब्ज़ियों का जूस निकालें। एक लंबे गिलास में डालें। ऊपर से कुटी हुई बर्फ डालें। सेलरी की डंडी से सजायें।

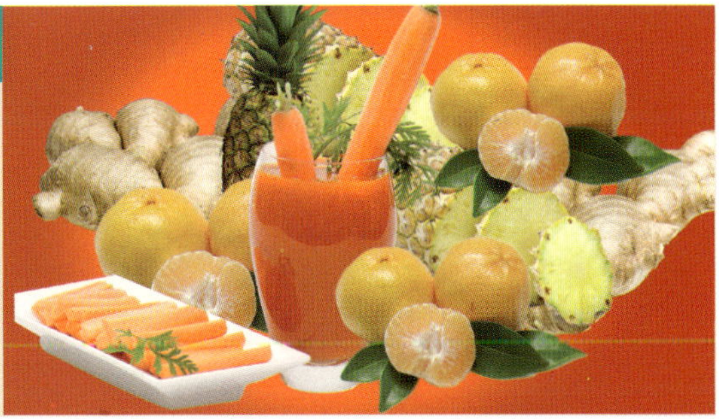

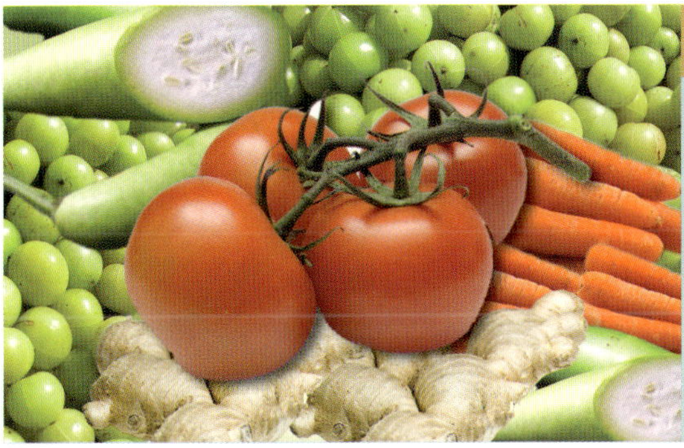

वेज़ि डिलाइट

6" लौकी का टुकड़ा, 2 टमाटर, 1 गाजर,
½" अदरक का टुकड़ा, ½ आंवला लें।

लौकी को पहले चख लें और देख लें कि लौकी कड़वी न हो। सभी को मिलाकर जूस निकालें। 1 छोटा च. कटा हुआ हरा धनिया और ¼ छोटा च. काला नमक या चाट मसाला मिलाएं।

ग्रीन टी- विद आइस

2 संतरे, ¼ कप अन्नानास, नींबू का रस
1 छोटा च. अदरक का रस, 1 बड़ा च. शहद

हरी चाय के लिए टेटली चाय के टी-बैग से ग्रीन टी बनाएं। चाय को पूरी तरह ठंडा करें। इसमें संतरों का जूस अदरका का रस, नींबू का रस और शहद मिलायें। एक लंबे गिलास में डालें। ऊपर से कुटी हुई बर्फ डालकर दें।

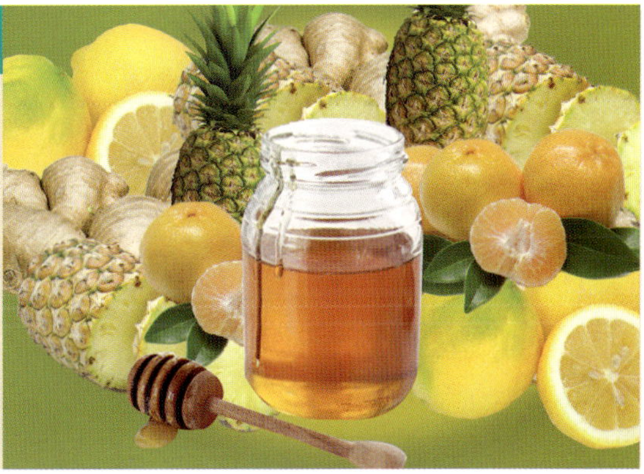

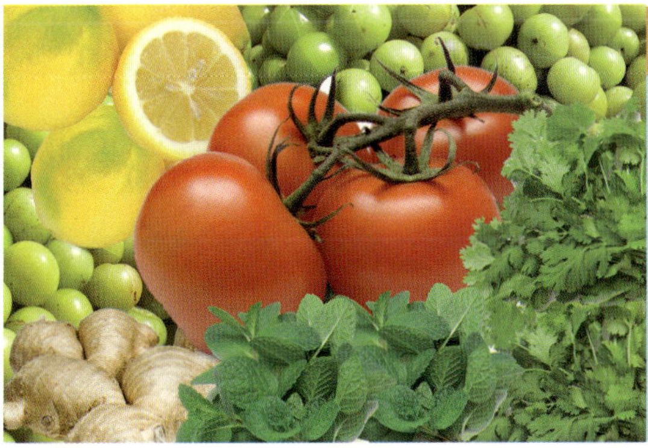

लाइम लेमिनी

1 नींबू, ½ आंवला, 8-10 धनिए की डंडियां,
8-10 पुदीने की डंडियां, 1 टमाटर
1" अदरक का टुकड़ा

सभी सामग्री का एक साथ जूसर में डालकर जूस निकालें। नींबू को छिलके सहित डाले। एक कप ठंडा पानी मिलायें। एक चुटकी नमक और स्वादानुसार शुगर फ्री डालकर पियें।

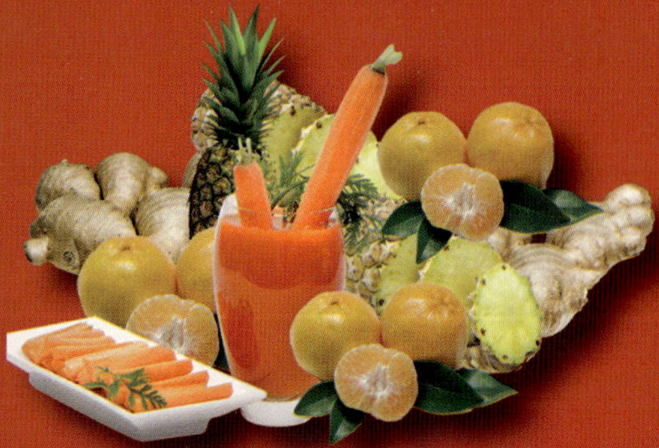

लो कैलोरी
स्वीट डिश

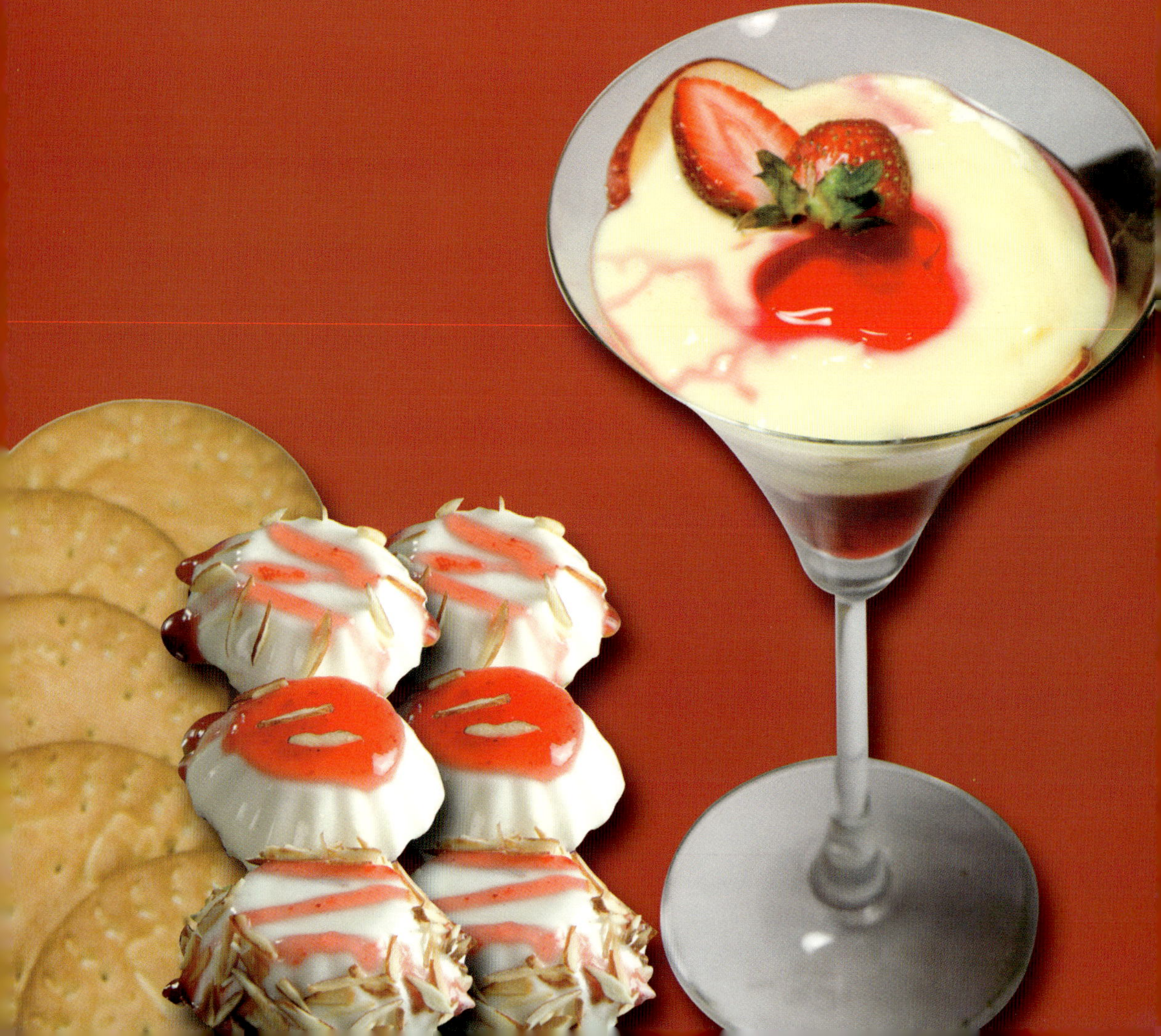

स्टफ ग्आवा कप

कैलोरी 45 **बनेंगे 12**

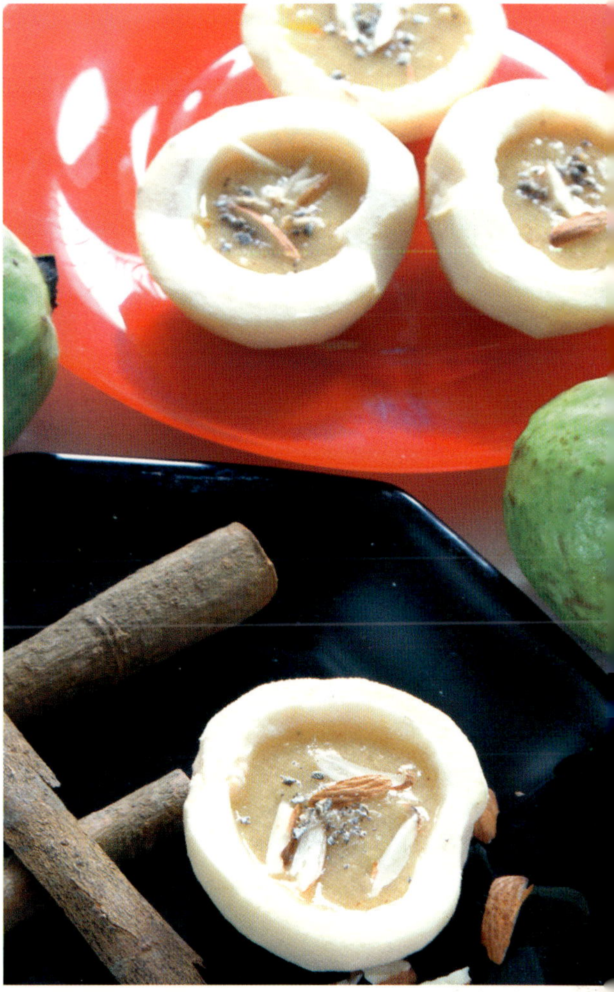

सामग्री

6 (500 ग्रा.) छोटे, पके लेकिन सख्त अमरूद
1 कप पानी, 1 छोटा च. नींबू का रस
3 बड़े च. चीनी

अमरूद की रबड़ी

1 कप दूध
4 बड़े च. स्किम मिल्क पाउडर
अमरूद के छिलके

विधि :

1. अमरूद अच्छी तरह धो लें।
2. अमरूद छील लें और छिलके बचाकर रख लें। छिले हुए अमरूदों को दो हिस्सों में काट लें। स्कूप से बीज वाला हिस्सा निकाल दें। इस तरह हमें 12 कप बनेंगे।
3. एक सॉस पैन में 1 कप पानी लें। 1 छोटा च. नींबू का रस और 3 बड़े च. चीनी डालें। उबाल आने दें। अमरूद के कप डालें और एक उबाल आने दें। धीमी आँच पर केवल 1-2 मिनट ही रखें। अमरूद सख्त रहने चाहिए। अगर ज़्यादा उबाल लिया तब उनका आकार खराब हो जाएगा। अमरूद के कपों को चीनी के पानी से निकालें। कपों को सर्विंग डिश में रखें।
4. बचे हुए चीनी के पानी में अमरूद के छिलका डालकर धीमी आँच पर 4-5 मिनट तक उबालें। छिलकों को पकने और नरम होने दें। आँच से उतारें और ठंडा करें। ठंडे अमरूद के छिलकों को पानी सहित मिक्सर में डालकर बारीक प्यूरी बनायें। अमरूद की प्यूरी को अलग रखें।
5. रबड़ी बनाने के लिए दूध में मिल्क पाउडर मिलायें। भारी तले के पैन या कड़ाही में डालें। उबाल आने के बाद धीमी आँच पर गाढ़ा होने दें। आधी मात्रा रह जाने तक गाढ़ा करें। ज्यादा गाढ़ा न करें। 1-2 मिनट तक ठंडा करें।
6. अमरूद की प्यूरी दूध में डालकर अच्छे से मिलायें। अमरूद की रबड़ी को अलग रखें।
7. परोसने के लिए रबड़ी को अमरूद के कपों में डालें। कटे हुए पिस्ता और गुलाब की पंखड़ियों से सजायें और वर्क लगायें।

योगर्ट फ्रूट पारफे

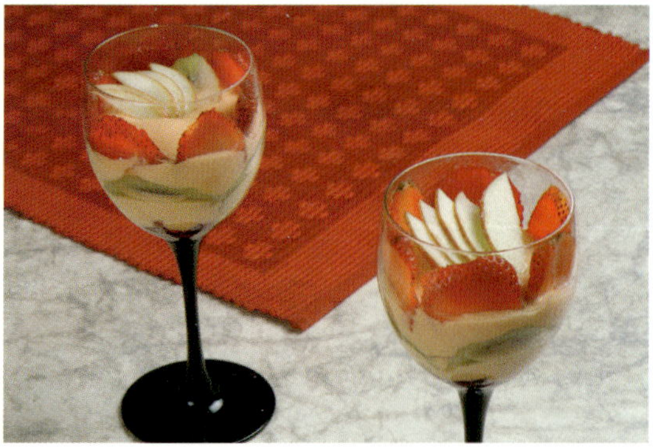

कैलोरी प्रति व्यक्ति 88 | व्यक्ति 6

सामग्री

पाइनएपल विप

3 कप कटा हुआ पाइनएपल
3 कप दही - 30 मिनट तक मलमल के कपड़े में बांधकर लटका कर रखें
3 बड़े च. पिसी हुई चीनी

ताज़े फल

1½ कप कटा हुआ पाइनएपल
2 कीवी के फल - छीलकर बारीक कटे हुए
1 कप काले अंगूर, 2 कप कटी हुई स्ट्राबरी या तरबूज

विधि :

1. पाइनएपल विप बनाने के लिए कटे हुए पााइनएपल और चीनी को डालकर मिक्सर में बारीक पीस लें। प्यूरी को उबाल आने तक पकायें। उबाल आने पर धीमी आँच पर 3-4 मिनट तक पकायें। आँच से उतारें। ठंडा करें।
2. लटके हुए दही को फेंटे। दही में पाइनएपल प्यूरी को मिलायें। अच्छे से फेंटे। आवश्यकतानुसार चाहें तो और चीनी डालें।
3. 6 डेजर्ट गिलासों में पाइनएपल के टुकड़े लगायें। 2 बड़े च. पाइनएपल मिश्रण में पाइनएपल के टुकड़े और कीवी के टुकड़े डालकर कप में डालें। ऊपर से कुछ कीवी के टुकड़े, अंगूर, स्ट्राबरी, या तरबूज के टुकड़े डालें। ठंडा परोसें।

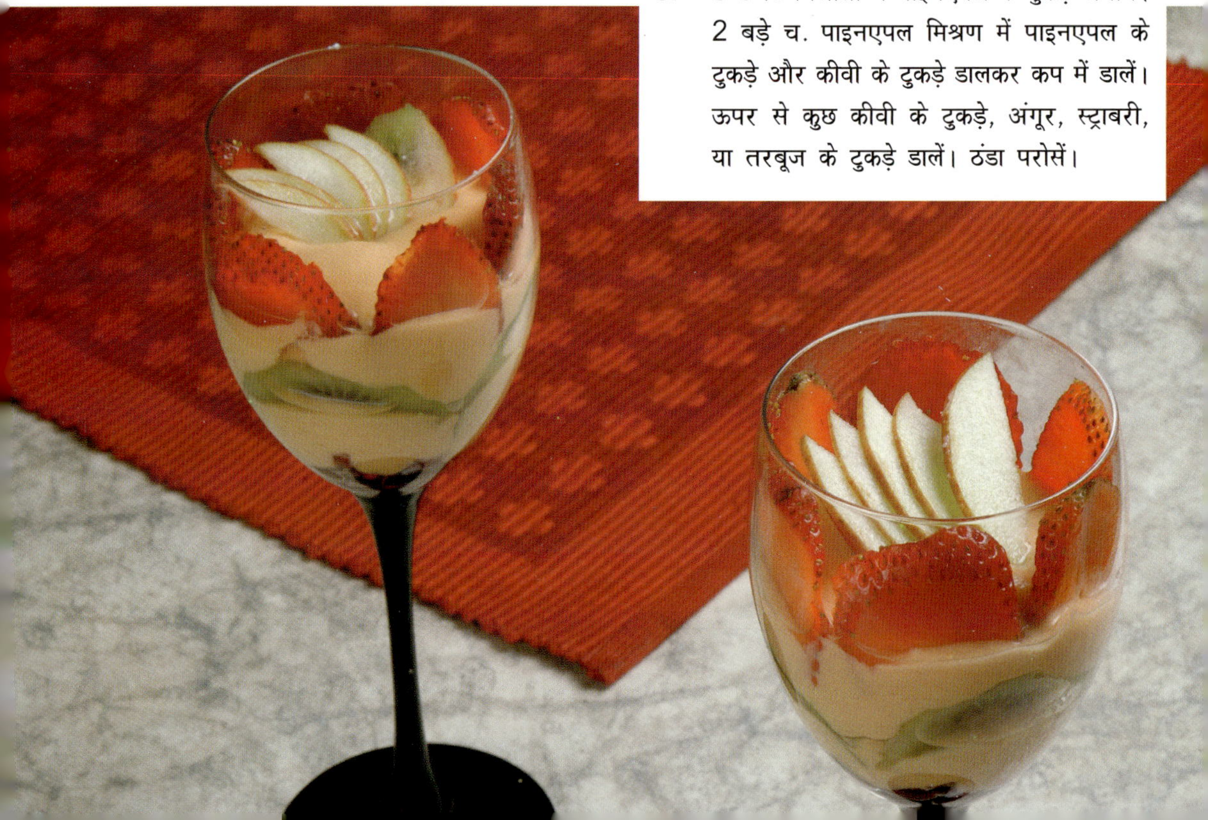

बादाम पैना कोटा

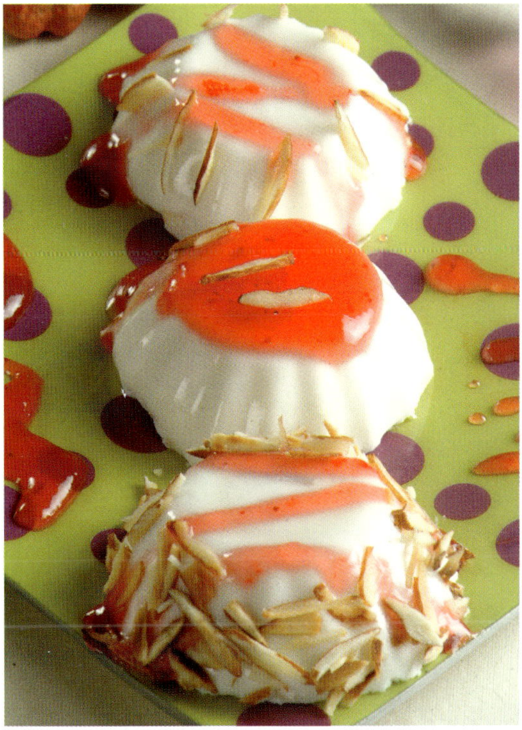

चमकती और स्वादिष्ट इटालियन डिश, बादाम और स्ट्राबरी से बनी है। क्रीम की जगह इसमें टोण्ड दूध से बने बने छैने का इस्तेमाल किया है

कैलोरी प्रति व्यक्ति 80 व्यक्ति 8

सामग्री

1 लीटर टोण्ड दूध, 2 बड़े च. सफेद सिरका

2 कप दही - मलमल के कपड़े में 20-30 मिनट तक लटकाया हुआ

4 छोटे च. जिलेटिन

8-10 बादाम - गर्म पानी में भिगोकर छिलका उतारें और बारीक काटें

1 कप दूध, 8 छोटे च. शुगर फ्री पाउडर

2 बूंद स्वीट आलमंड ऐसेंस

रूबी सॉस (ऐच्छिक)

1 कप ताज़ी स्ट्राबरी प्यूरी

1 छोटा च. कॉर्नफ्लार

1छोटा च. शुगर फ्री पाउडर, स्वादानुसार

विधि :

1. दूध उबालें। आँच धीमी करें। पनीर बनाने के लिए सिरका डालें। आँच से उतारें। बना हुआ पनीर छलनी में डालें।
2. लटके हुए दही, पनीर और दूध को मिक्सर में मिलाकर एक मुलायम पेस्ट बनायें। मिक्सर से बाहर निकालें।
3. ½ कप पानी में जिलेटिन डालें। जिलेटिन को घोलने के लिए हल्का गर्म करें। उबाले नहीं। आँच से उतारें। जिलेटिन में शुगर फ्री डालकर अच्छे से घोल लें।
4. दही के घोल में जिलेटिन मिश्रण एक हाथ से डालें और दूसरे हाथ से चलाते जायें। अच्छे से मिलायें और कमरे के तापमान पर ठंडा करें।
5. एसेंस और ब्लंच किये हुए बादाम डालें। मीठा चखें।
6. चपटी डिश में निकालें। अगर आप अलग-अलग परोसना चाहते हैं तो काँच की छोटी कटोरी में मिश्रण डालें। सेट होने के लिए लगभग 3-4 घंटे के लिए फ्रिज में रखें।
7. सेट होने के बाद सॉस तैयार करें। स्ट्राबरी प्यूरी और कॉर्नफ्लार मिलायें। सॉस जैसा मिश्रण तथा चम्मच पर परत चढ़ने तक पकायें। सॉस जैसा गाढ़ापन आने दें। आँच से उतारें। स्वादनुसार शुगर फ्री डालें। ठंडा करें।
8. सेट हुए पैना कोटा पर चम्मच से सॉस की तिरछी लाइनें बनाकर सजायें। कटे हुए बादाम के टुकड़ों से सजायें। ठंडा परोसें।

फ्रूटी फिरनी

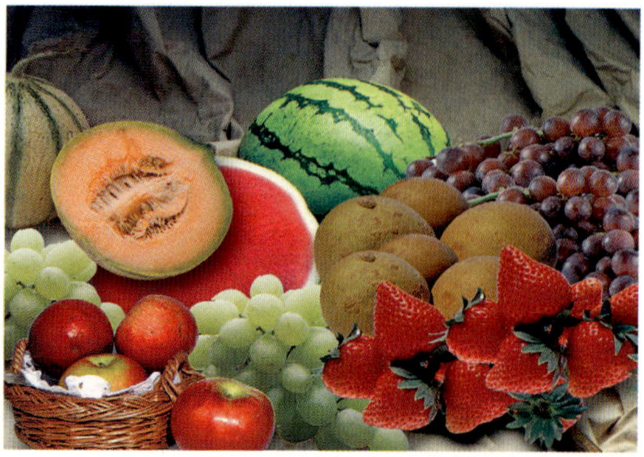

कैलोरी प्रति व्यक्ति 92   4 व्यक्ति

सामग्री

½ लीटर टोण्ड दूध
3 बड़े च. बासमती चावल - 30 मिनट पानी में भीगे हुए
3 बड़े च. चीनी
¼ छोटा च. छोटी इलायची पाउडर
या
¼ छोटा च. रोज़ ऐसेंस
1½-2 कप मिले-जुले फल (खरबूजा, तरबूज, काले अंगूर, स्ट्रॉबरी, चीकू, सेब) - कटे हुए

सजाने के लिए

2-3 बादाम - गर्म पानी में भिगोकर बारीक काटें
चांदी का वर्क

विधि :

1. ½ घंटे के लिए चावलों को पानी में भिगो दें। छान लें। 2-3 बड़े च. दूध डालकर मिक्सर में पीसकर मुलायम पेस्ट बना लें।
2. एक भारी तले के बर्तन में दूध को उबालें। आँच से उतारें। चावलों का पेस्ट डालें। लगातार चलाते रहें।
3. आँच पर वापिस रखें। 10-15 मिनट धीमी आँच पर पकायें। लगातार चलाते रहें।
4. चीनी और इलायची पाउडर डालें। चीनी घुलने तक 5-6 मिनट और चलायें। आँच से उतारें और ठंडा करें।
5. 4 पारदर्शी गिलास या मध्यम आकार की काँच की कटोरी लें।
6. प्रत्येक गिलास में मिश्रित फल लगायें।
7. फलों के ऊपर तैयार फिरनी डालें। कटे हुए बादाम और चाँदी के वर्क से सजायें। परोसने के समय तक फ्रिज़ में रखें।

नोट :

आप इस तरह केसरी फिरनी भी बना सकती हैं।
3-4 बड़े च. गर्म दूध में आप कुछ केसर के धागे डालें।
रोज़ ऐसेंस न डालें।

ओरेंज रबड़ी

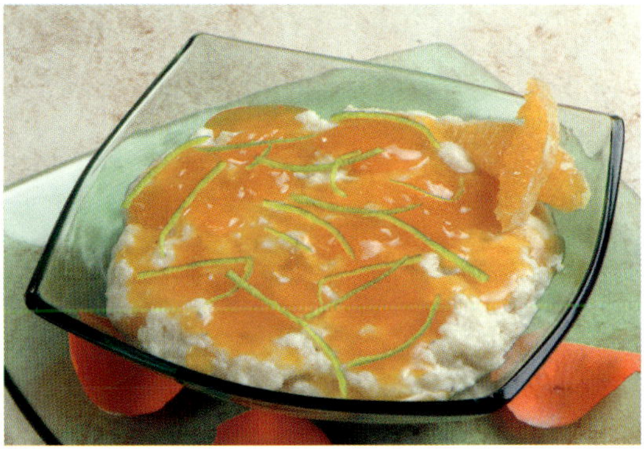

दूध में गाढ़ापन लाने के लिए ब्रेड का प्रयोग किया गया हैं। रबड़ी के साथ संतरे का छिलका (*rind*) एक अच्छा मेल है।

कैलोरी प्रति व्यक्ति 70 व्यक्ति 4

सामग्री

1 लीटर टोण्ड दूध

2-3 छोटी इलायची के बीज - कुटे हुए

1 स्लाइस ब्रेड - किनारे निकालें और मिक्सी में पीसकर क्रम्ब बना लें

शुगर फ्री पाउडर - स्वादानुसार

1" ताजे संतरे का छिलका - सफेद हिस्से को छुरी से खरोंच संतरे के ऊपरी छिलके के लंबे पतले लच्छे काट लें

ओरेंज टॉपिंग

5 ग्रा. (½ पैकेट) अगर-अगर (चाईना ग्रास) - मिक्सी में पाउडर बनाकर, एक कप रेडिमेड ओरेंज जूस में 15 मिनट के लिए भिगो दें

1 बड़ा च. चीनी, 1 बड़ा संतरा

विधि :

1. एक कढ़ाही में दूध डालकर आंच पर रखें। इलायची डालकर, उबालें। धीमी आँच पर 30 मिनट तक पकने दें।
2. ताज़े ब्रेड क्रम्ब डालें और गाढ़ी रबड़ी जैसा होने तक 10 मिनट तक उबालें। आँच से उतारें। शुगर फ्री स्वादानुसार डालें। मिलायें।
3. संतरे का छिलका डालें। रबड़ी को एक चौड़ी सर्विंग डिश में डालें। ठंडा होने तक सैट करें।
4. भीगी हुई अगर-अगर को धीमी आँच पर 4-5 मिनट तक गर्म करें। अच्छी तरह घुलने दें। आँच से उतारें। 1 मिनट तक ठंडा होने तक रुकें। ठंडी रबड़ी पर डालें। छिले हुए संतरों से सजायें।

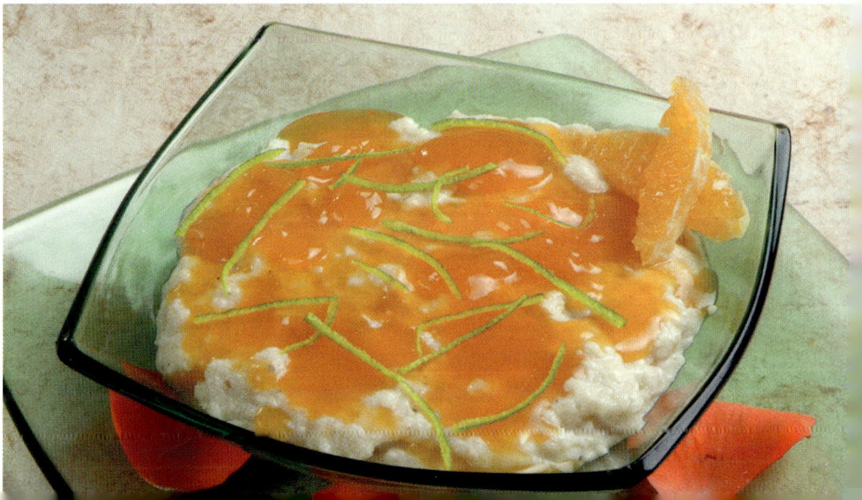

लो कैलोरी बिस्किट ट्राईफल

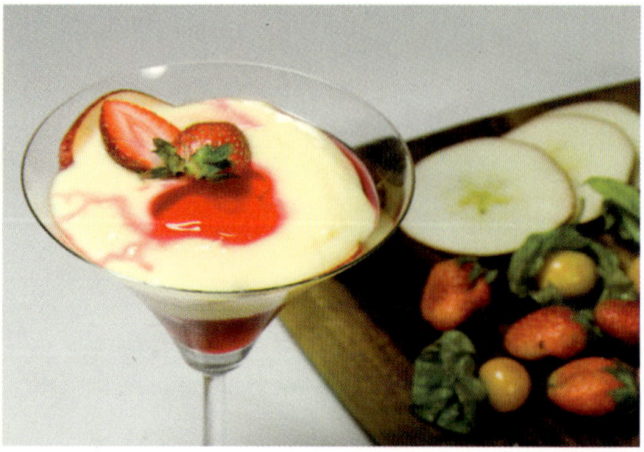

कैलोरी प्रति व्यक्ति 75 10 व्यक्ति

सामग्री

2 लाल सेब - बीज निकालकर छिलके सहित गोल पतले स्लाइस काट लें

12-15 मेरी बिस्किट

1 पैकेट जेलो (शुगर फ्री) 1½ कप पानी से तैयार करें

कस्टर्ड

5 कप टोण्ड दूध, 5 छोटे च. वनीला कस्टर्ड पाउडर

4 छोटा च. जिलेटिन या 1 पैकेट चाईना ग्रास (मिक्सर में पीसकर पाउडर बना लें) - पैन में एक कप पानी में 15 मिनट के लिए भिगो दें

2½ छोटा च. शुगर फ्री पाउडर

1 छोटा च. पाइनएप्पल एसेंस

भिगो दें

2 छोटे च. कॉफी, ½ कप पानी

½ छोटा च. शुगर फ्री पाउडर

सजाने के लिए

ताज़े फल जैसे कीवी या खरबूजा या संतरा

2 बादाम - भूनकर पतला काट लें

विधि

1. ½ कप दूध में कस्टर्ड घोल लें। अलग रखें। बचा हुआ 4½ कप दूध धीमी आँच पर 15 मिनट उबालें। घुला हुआ कस्टर्ड डालें और लगातार चलाते रहें। 4-5 मिनट तक पकायें। पतला कस्टर्ड तैयार करें। चम्मच पर चढ़ने लगे तब आँच से उतारें। शुगर फ्री पाउडर डालें। अच्छे से मिलायें।
2. भारी तले के बर्तन में चाइना ग्रास या जिलेटिन को धीमी आँच पर गर्म करे। लगातार चलाते रहें। पूरी तरह घोल लें। चाईना ग्रास को गर्म कस्टर्ड में डालें। एक छोटा च. पाइनऐपल ऐसेंस डालें। मीठा चखें। सर्विंग डिश या गिलास में डालें। ऊपर से डालने के लिए एक कप अलग बचाकर बाकी का कस्टर्ड 20-30 मिनट तक सेट होने के लिए फ्रिज में रखें।
3. जैली बनाने के लिए, एक पैन में 1½ कप पानी गर्म करें। आँच से उतारें। जैलो पैक डालें। अच्छे से मिलायें। ठंडा करें। सेट होने के लिए 15-20 मिनट फ्रिज़ में रखें। कुकी कटर से जैली को किसी भी आकार में काटें। सजाने के लिए फ्रिज़ में रखें। बची हुई जैली फ्रिज़ में रखें।
4. बिस्किट भिगोने के लिए ½ कप पानी उबालें। कॉफी डालें आँच से उतारें। ठंडा करें और ½ छोटा च. शुगर फ्री पाउडर डालें।
5. बची हुई जैली को काँटे से हल्के से तोड़े और अलग रखें।
6. मेरी बिस्किट को कॉफी के पानी में डुबोएं और कस्टर्ड पर लगायें।
7. पतले कटे हुए सेब के स्लाइस बाउल या पारदर्शी गिलासों के किनारों पर लगायें। बचे हुए स्लाइस 1" के टुकड़ों में काटें। बिस्किट के ऊपर फैलाकर रखें।
8. जैली को सेब और बिस्किट के ऊपर रखें।
9. सबसे ऊपर बचे हुए कस्टर्ड की परत डालें। बराबर फैलायें। जब कस्टर्ड सेट हो जाये तब आकार में कटी हुई जैली से सजायें।

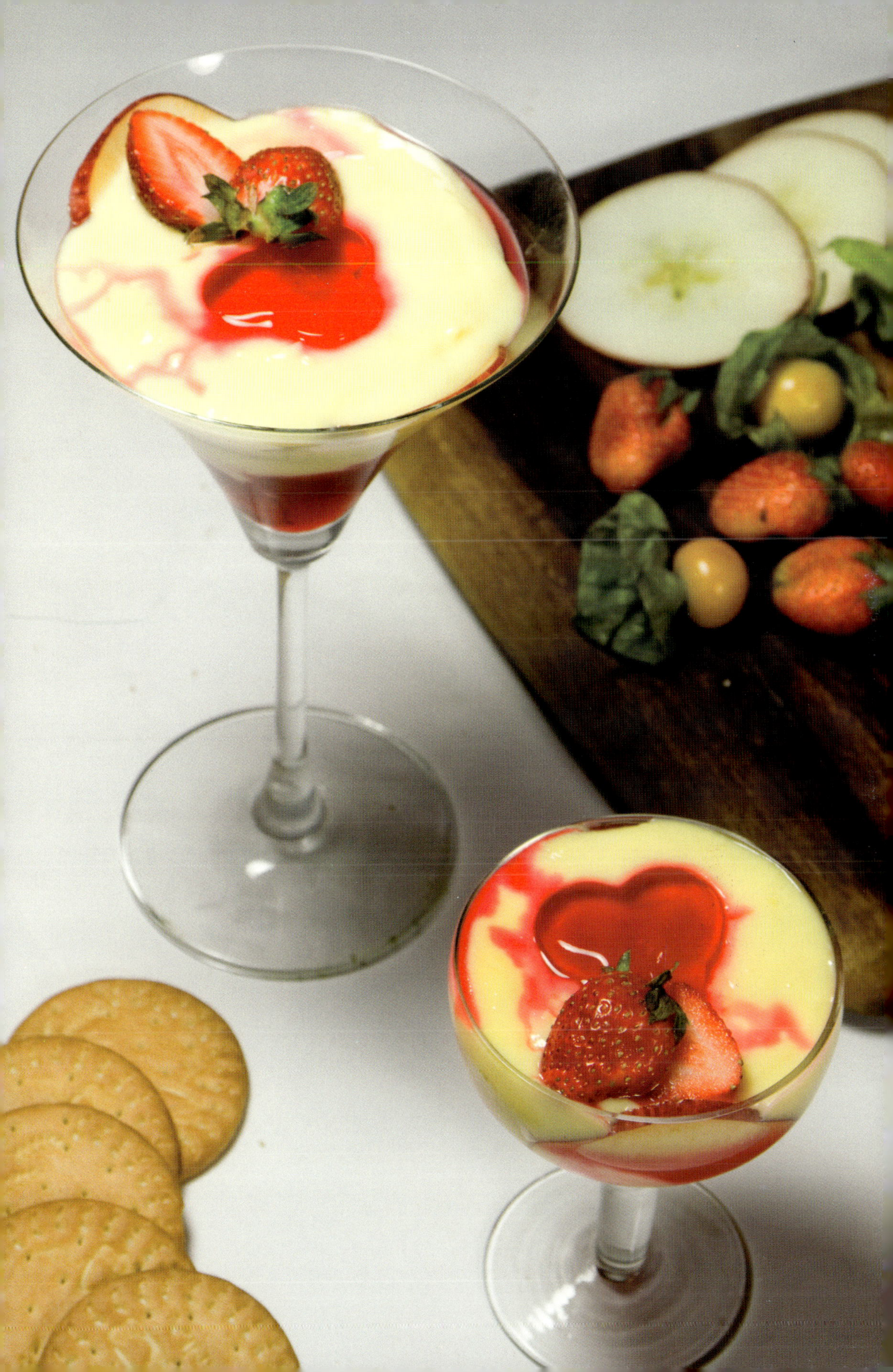

बॉडी की शेप बनाएं
(सरल व्यायाम द्वारा मोटापा दूर करें)

व्यायाम : 1 समय : ½ मिनट

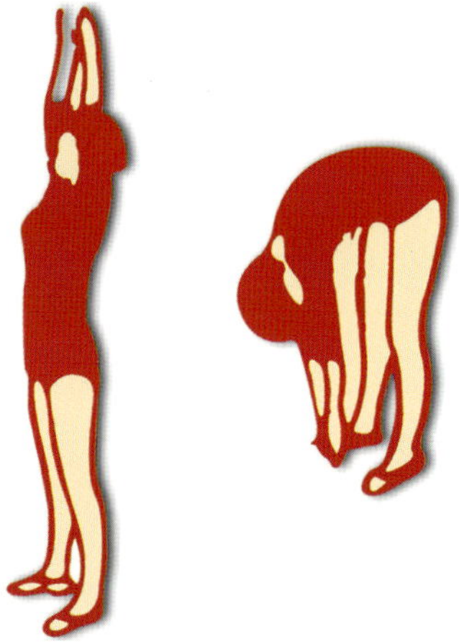

1. सीधा खड़े हो जाएं। पैरों को 12 इंच तक खोलें।
2. बाहों को सिर से ऊपर कर सीधा करें।
3. आगे को फर्श की ओर झुकें। पैरों के बीच फर्श को छूने की कोशिश करें। घुटनों को सीधा रखने की कोशिश न करें।

टिप :

अगर आपको फर्श छूने में परेशानी हो रही है तो आप घुटने मोड़कर फर्श को छूएं। लेकिन फर्श को छूना आवश्यक है।

शुरू में सिर्फ 5 बार ही फर्श को छूएं। तीसरे और चौथे दिन तक, आप 10 बार ऐसा करें। धीरे-धीरे समय बढ़ाएं।

व्यायाम : 2 समय : ½ मिनट

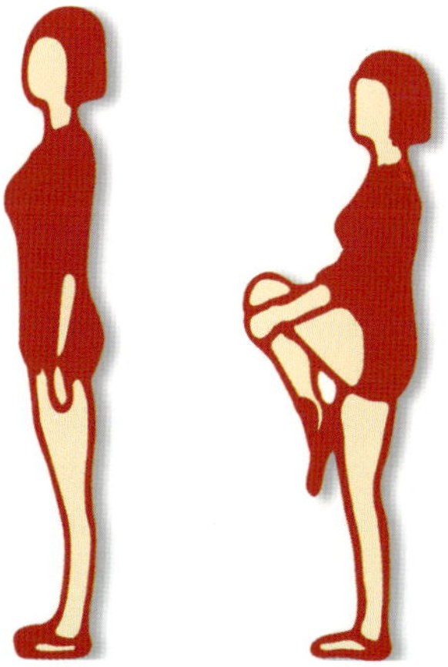

1. सीधा खड़ा हों। हाथों को साइड में लगाकर सीधा करें। पैरों को मिलायें।
2. बायीं तरफ के पैर को जितना हो सके ऊपर उठायें। दो हाथों से संतुलन बनाते हुए घुटने को मोड़े।
3. दाएं हाथ से उठाये हुए पैर को कसकर पकड़ें।
4. पैर को शरीर की ओर खींचें। पीठ को सीधी रखें।
5. पैर को नीचे करें।
6. बारी-बारी दोनों पैरों से यह क्रिया दोहरायें।

यह क्रिया शुरू में दोनों पैरों से दो-तीन बार ही करें। धीरे-धीरे गिनती बढ़ायें। शुरु में परेशानी होगी। संतुलन बनाने के लिए शीशे के सामने खड़े होकर यह क्रिया करें।

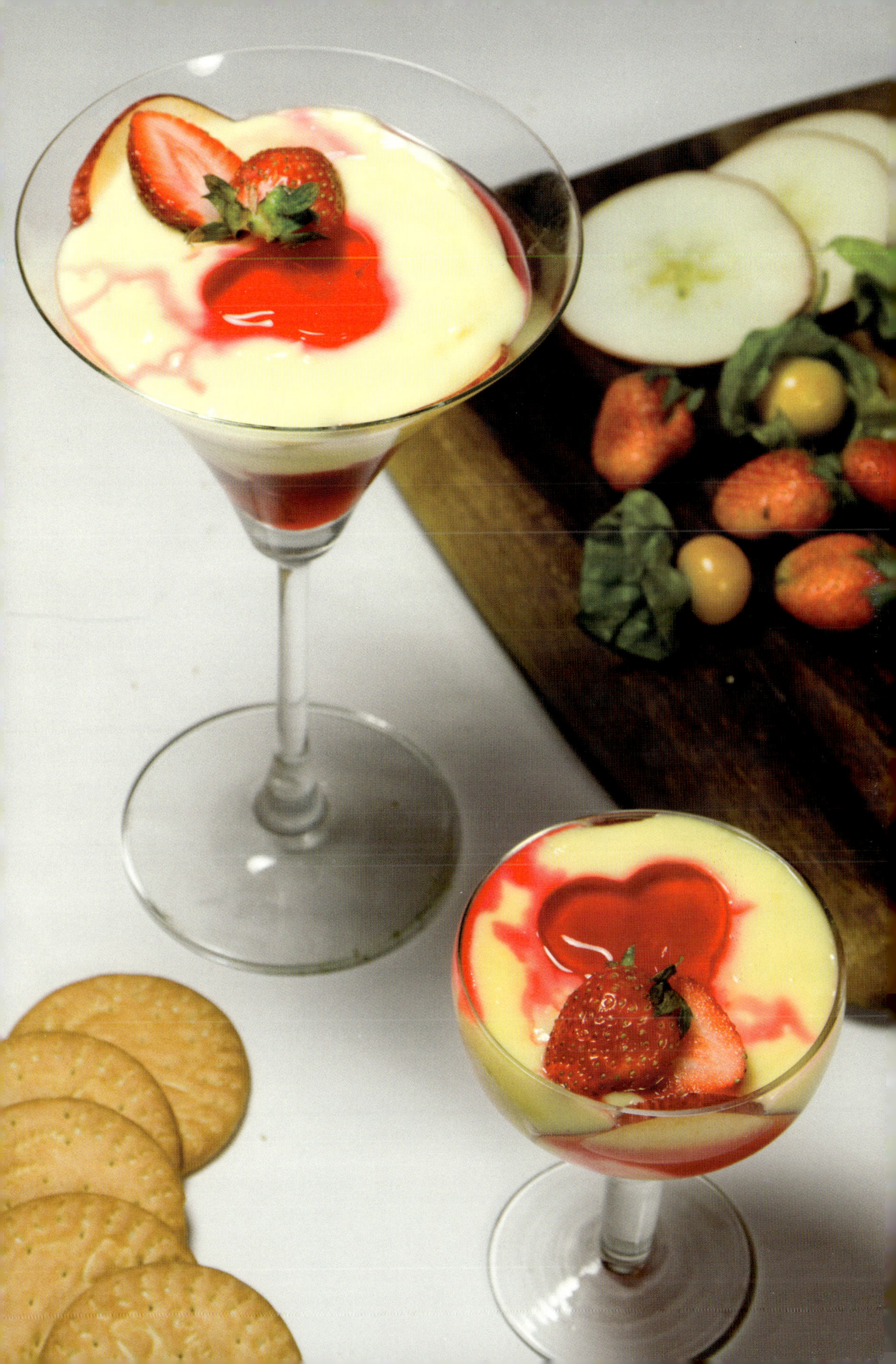

बॉडी की शेप बनाएं
(सरल व्यायाम द्वारा मोटापा दूर करें)

व्यायाम : 1 समय : ½ मिनट

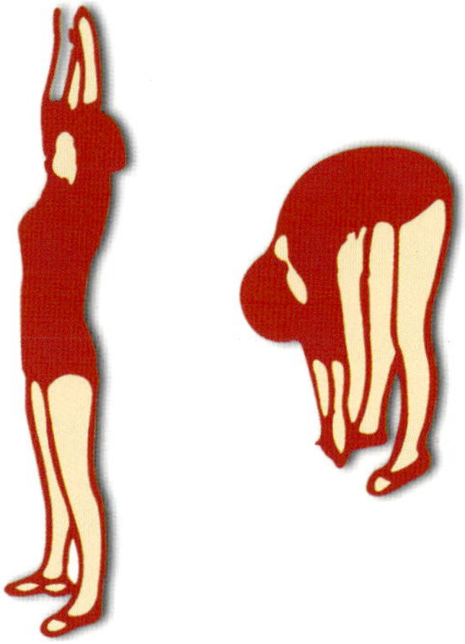

1. सीधा खड़े हो जाएं। पैरों को 12 इंच तक खोलें।
2. बाहों को सिर से ऊपर कर सीधा करें।
3. आगे को फर्श की ओर झुकें। पैरों के बीच फर्श को छूने की कोशिश करें। घुटनों को सीधा रखने की कोशिश न करें।

टिप :

अगर आपको फर्श छूने में परेशानी हो रही है तो आप घुटने मोड़कर फर्श को छूएं। लेकिन फर्श को छूना आवश्यक है।

शुरू में सिर्फ 5 बार ही फर्श को छूएं। तीसरे और चौथे दिन तक, आप 10 बार ऐसा करें। धीरे-धीरे समय बढ़ाएं।

व्यायाम : 2 समय : ½ मिनट

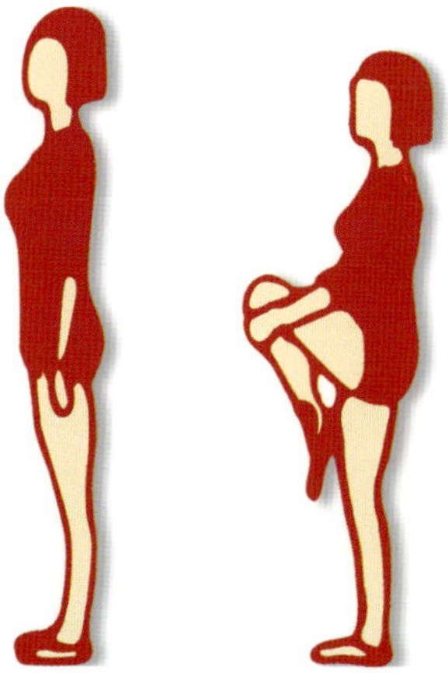

1. सीधा खड़ा हों। हाथों को साइड में लगाकर सीधा करें। पैरों को मिलायें।
2. बायीं तरफ के पैर को जितना हो सके ऊपर उठायें। दो हाथों से संतुलन बनाते हुए घुटने को मोड़े।
3. दाएं हाथ से उठाये हुए पैर को कसकर पकड़ें।
4. पैर को शरीर की ओर खींचें। पीठ को सीधी रखें।
5. पैर को नीचे करें।
6. बारी-बारी दोनों पैरों से यह क्रिया दोहरायें।

यह क्रिया शुरू में दोनों पैरों से दो-तीन बार ही करें। धीरे-धीरे गिनती बढ़ायें। शुरु में परेशानी होगी। संतुलन बनाने के लिए शीशे के सामने खड़े होकर यह क्रिया करें।

व्यायाम : 3 समय : ½ मिनट

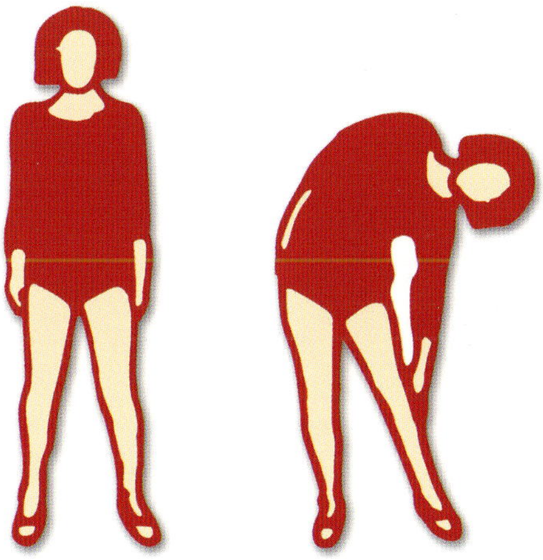

1. पैरों में 12 इंच का फासला रखते हुए सीधे खड़े हो जायें।
2. कमर को सीधा रखें। चित्र के अनुसार कमर से बाई तरफ मुड़ें।
3. जितना हो सके बायें हाथ को नीचे ले जाने का प्रयास करें।
4. थोड़ी देर बाद पहली स्थिति में आ जायें।
5. इसी तरह दाई ओर झुकें।
6. क्रमानुसार दोनों ओर दाएं और बाएं झुककर यह व्यायाम करें।

नोट : शुरु में यह क्रिया दोनों ओर 5-5 बार ही करें। बाद में धीरे-धीरे बढ़ा दें। तीसरे या चौथे दिन संख्या बढ़ाकर 10 बार कर लें।

व्यायाम : 4 समय : ½ मिनट

1. सीधा खड़े हो जायें। पैरों के बीच में 12" तक खोलें, बाहों को साइड में रखें।
2. एक बड़ा गोला बनाते हुए बायीं भुजा को 5 बार घुमायें। यह क्रिया 5 बार करें। अब इसी भुजा को उल्टी दिशा में 5 बार विपरीत दिशा में घुमायें।
3. यही क्रिया दायीं भुजा से भी दोहरायें।

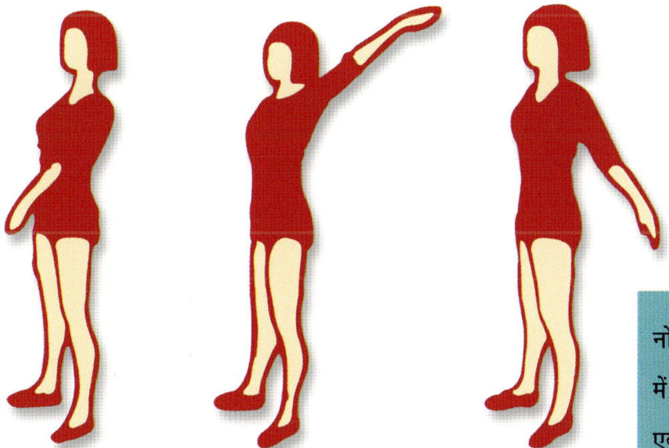

नोट : हाथ घुमाने की क्रिया आप एक बार में एक हाथ की ही करें। शुरू के दिनों में एक बार में केवल तीन-चार बार ही करें। धीरे-धीरे, 10 बार प्रत्येक हाथ से करें। अब दोनों हाथों को एक साथ, 10 बार घुमाएं।

व्यायाम : 5 समय : 1 मिनट

1. पीठ के बल सीधा लेटें। हाथों को सीधा कर बगल में लगाएं।
2. अपने पैरों को खींचे। ताकि अंगुलियां जमीन के समानान्तर आ जायें।
3. सिर और कंधों तक का हिस्सा ऊपर उठायें और अपने पैरों की अंगुलियों को देखने की कोशिश करें।
4. सिर को वापिस जमीन पर लायें।

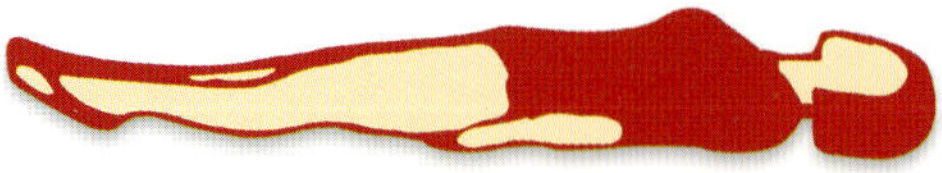

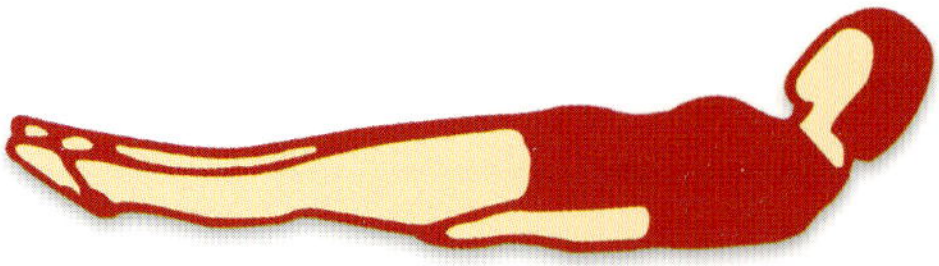

नोटः शुरु में इस क्रिया को ज्यादा बार नहीं करें। ताकि आप थकें नहीं। धीरे-धीरे इस क्रिया को बढ़ायें। बाद में कम से कम इसे 15 बार करें।

व्यायाम : 6 समय : 1 मिनट

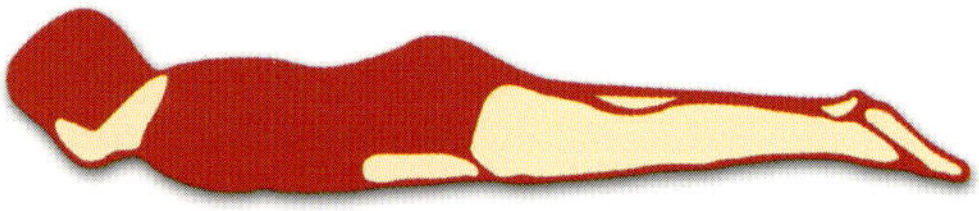

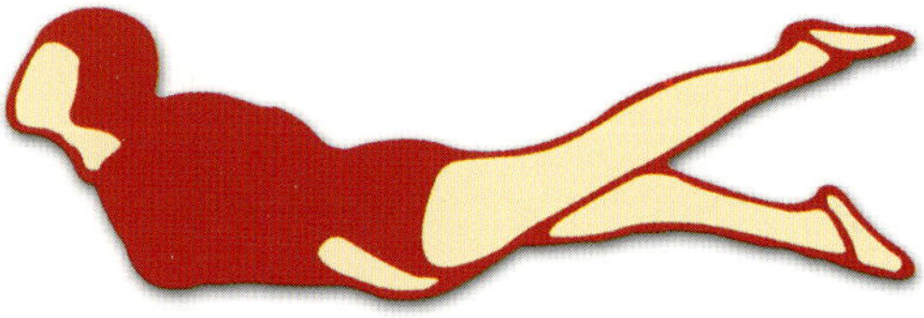

1. चेहरा नीचे की ओर करके लेटें। हाथों को सीधा करें। हथेलियों को जांघों के नीचे लगायें। जांघों पर कसकर रखें।
2. सिर और कंधे को जितना संभव हो सके ऊपर उठायें। बाएं पैर को ऊपर की ओर उठाने की कोशिश करें। दूसरे पैर को नीचे ही रहने दें।
3. पैर को वापिस फर्श पर लायें।
4. यही क्रिया दूसरे पैर के साथ सिर और कंधे उठाते हुए दोहरायें।
5. इसे दोनों पैरों से क्रमानुसार करें।

नोट : इस क्रिया में सीना और पैरों को ऊपर उठाना है, न कि सिर। सीने को ऊपर उठाने के लिए कंधों को सही तरीके से उठायें। सीने और पैरों को ऊपर उठाने का क्रम कुछ दिनों के बाद 10 तक बढ़ायें।

व्यायाम : 7 समय : 2 मिनट

1. करवट लेकर लेटें, एक हाथ सिर के नीचे और दूसरा हाथ चित्रानुसार मोड़कर फर्श पर रखकर संतुलन बनायें।
2. ऊपर वाले पैर को जितना हो सके ऊपर उठायें।
3. अब पैर को नीचे ले आयें।
4. शुरु में यह क्रिया 5-6 बार करें।
5. दूसरे पैर की क्रिया के लिए करवट बदलें।
6. यही क्रिया दूसरे पैर से भी दोहरायें।

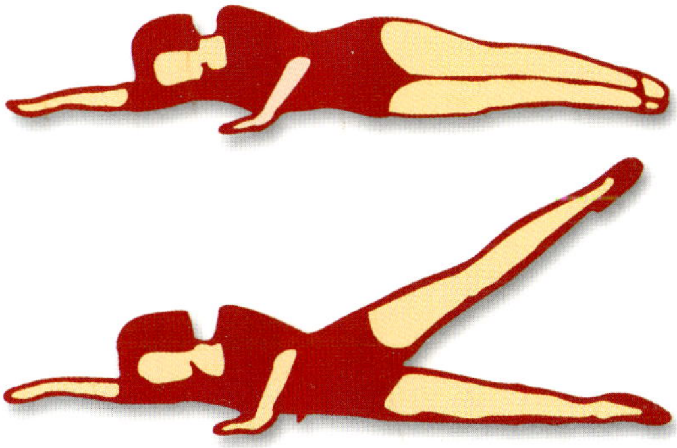

नोटः

पैर ऊपर-नीचे ले जाने की संख्या धीरे-धीरे बढ़ायें। पैर को ज्यादा ऊपर तक ले जाने का प्रयास करें। अगर संभव हो तब यह क्रम 15 तक ले जाने का प्रयास करें।

व्यायाम : 8 समय : 2 मिनट

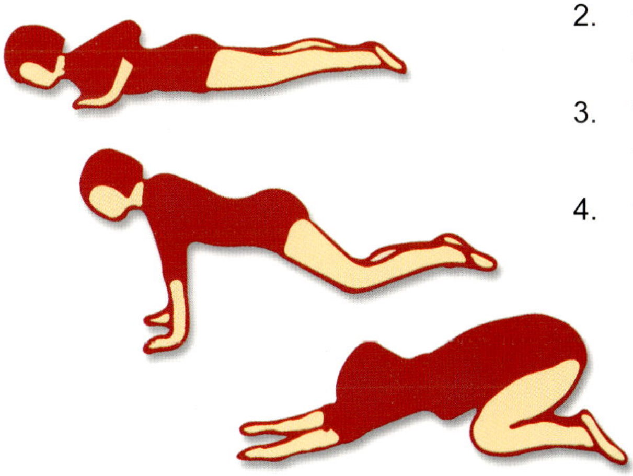

1. चेहरा नीचे की ओर करके लेटें। पैरों को सीधा करें। चित्र के अनुसार दोनों हाथों को कधों के नीचे रखें।
2. हाथों के सहारे शरीर को घुटनों तक के हिस्से को ऊपर उठायें।
3. चित्र के अनुसार सिर को जमीन पर लगायें और हाथों को आगे की ओर खींचें।
4. वापिस पहली स्थिति में आ जायें।

नोट :

यह क्रिया करते समय गति धीमी रखें। जब आपको लगे कि आप थक गये हैं तब न करें। व्यायाम करने से पहले फर्श पर या मोटी चादर या कालीन बिछा लें, अन्यथा घुटनों में चुभन होगी।

व्यायाम : 9 समय : 1 मिनट

1. पीठ के बल सीधा लेट जायें। टांगों को सीधा करें। दोनों हाथों को सीधा कर साइड में लगायें। हथेलियों को नीचे की ओर रखें।
2. बाएं पैर को जितना हो सके ऊपर उठायें।
3. पैर को नीचे लायें। यही क्रिया दाएं पैर से भी दोहराएं।
4. दाएं और बाएं पैर को बारी-बारी से उठाएं।

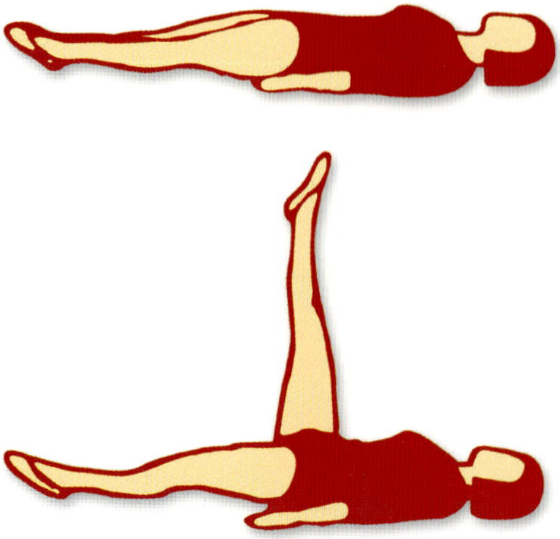

नोट :

शुरु में पैरों को ज़्यादा ऊंचा उठाने का प्रयास न करें। यह प्रयास धीरे-धीरे दोहरायें। पैरों को ऊपर नीचे करने की क्रिया भी धीरे-धीरे बढ़ायें। प्रत्येक टांग को 10 बार उठायें।

व्यायाम : 10 समय : 1 मिनट

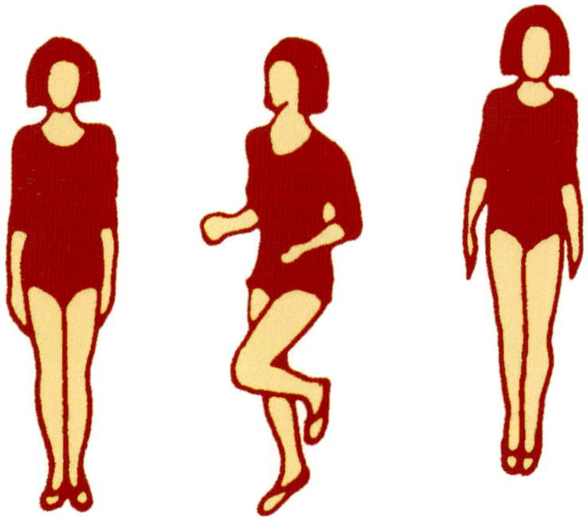

दौड़ना

1. दोनों पैरों को सीधा कर, जोड़कर खड़े हो जायें।
2. उसी स्थान पर पैरों को बारी-बारी उठाकर दौड़ लगायें। पैरों को जितना हो सके आराम से उठा सकें, उतना उठाएं।

कूदना

1. दोनों पैरों को एक साथ ऊंचा उठा कर 4" ऊपर जमीन से कूदें। दोनों पैरों को एक साथ उठाकर उसी स्थान पर कूदते रहें। पहले कुछ दिन दस बार कूदें।

स्वस्थ भोजन के लिए कुछ बातें

जब हम सब्ज़ियों खरीदते हैं, तब हमें इस बात का ध्यान रखना चाहिए कि हम ऐसी सब्ज़ियां खरीदें, जिनमें फाईबर और पानी की मात्रा अधिक हो। गाजर, मूली, खीरा, पत्तागोभी इत्यादि में पानी और फाईबर की मात्रा अधिक होती है। फूलगोभी, बींस, मशरूम, ब्रोकली भी आप चुन सकती हैं। यह बहुत ही कम तेल में पक जाती हैं साथ ही इनमें कैलोरी की मात्रा कम होती है। गाजर, कद्दू, मटर और आलू हमें ज्यादा नहीं खाने चाहिए।

पोषक तत्वों को बचाना

सब्जियों को कम समय तक पकाने से पोषक तत्व कम नष्ट होते हैं, इसलिए बेहतर होगा कि हम खाना बनाते समय प्रेशर कुकर का अधिक प्रयोग करें।

उबालना

जब आप सब्ज़ी या चावल उबालें तो इनका पानी फेंके नही। क्योंकि इनमें विटामिन-B की मात्रा होती है, जोकि water soluble होने के कारण पानी में आसानी से चला जाता है। इस पानी को बचाकर अलग रखें और इसका प्रयोग सूप या आटा गूंदने में करें।

तलना

तलते समय ज्यादा तापमान पर तलने से कालेस्ट्राल की मात्रा पर बुरा प्रभाव पड़ता है। तलने वाले तेल को बार-बार इस्तेमाल ऐसे ही न करें। बार-बार गरम होने पर यह तेल हानिकारक हो जाता है। इसलिए तलते समय तेल की कम मात्रा रखें और प्रयोग किए गये तेल में थोड़ा सा ताज़ा तेल मिलाकर कर इस्तेमाल करें।

चार्ट
महिलाओं के लिए लंबाई और वज़न

लंबाई	नाज़ुक बनावट	मध्यम शरीर	चौड़ी बनावट
4 ft. 10 in.	44-48 kg	46-51 kg	49-57 kg
4 ft. 11 in.	45-49 kg	47-53 kg	51-58 kg
5 ft. 0 in.	46-50 kg	49-54 kg	52-59 kg
5 ft. 1 in.	48-52 kg	50-55 kg	53-61 kg
5 ft. 2 in.	49-53 kg	51-57 kg	55-63 kg
5 ft. 3 in.	50-54 kg	53-59 kg	57-65 kg
5 ft. 4 in.	52-56 kg	54-61 kg	59-66 kg
5 ft. 5 in.	54-58 kg	56-63 kg	60-68 kg
5 ft. 7 in.	57-61 kg	60-67 kg	64-72 kg
5 ft. 8 in.	59-63 kg	62-69 kg	66-74 kg
5 ft. 9 in.	61-65 kg	63-70 kg	68-76 kg
5 ft. 10 in.	63-67 kg	65-72 kg	69-79 kg
5 ft. 11 in.	65-69 kg	67-74 kg	70-81 kg
6 ft. 0 in.	67-71 kg	69-76 kg	72-83 kg

कलाई की माप से आमतौर पर शरीर की बनावट का अंदाजा लगाया जा सकता है।

नाज़ुक बनावट की महिलाओं की कलाई का माप : 5.3" से कम

मध्यम शरीर की महिलाओं की कलाई का माप : 5.3" - 6.1"

चौड़ी बनावट की महिलाओं की कलाई का माप : 6.1" से अधिक

चार्ट
पुरुषों के लिए लंबाई और वज़न

लंबाई	हल्की बनावट	मध्यम शरीर	चौड़ा शरीर
5 ft. 1 in	51-54 kg	54-59 kg	59-64 kg
5 ft. 2 in	52-56 kg	55-60 kg	59-65 kg
5 ft. 3 in	53-57 kg	56-62 kg	60-67 kg
5 ft. 4 in	55-58 kg	58-63 kg	61-69 kg
5 ft. 5 in	56-60 kg	59-65 kg	63-71 kg
5 ft. 6 in	58-62 kg	61-67 kg	64-73 kg
5 ft. 7 in	60-64 kg	63-69 kg	67-75 kg
5 ft. 8 in	62-66 kg	64-71 kg	68-77 kg
5 ft. 9 in	64-68 kg	66-73 kg	70-79 kg
5 ft. 10 in	65-70 kg	68-75 kg	72-81 kg
5 ft. 11 in	67-72 kg	70-77 kg	74-84 kg
6 ft. 0 in.	69-74 kg	72-79 kg	76-86 kg
6 ft. 1 in.	71-76 kg	74-82 kg	78-88 kg
6 ft. 2 in.	73-76 kg	76-84 kg	81-90 kg
6 ft. 3 in.	74-79 kg	78-86 kg	83-93 kg
6 ft. 4 in.	76-81 kg	80-88 kg	85-95 kg
6 ft. 5 in.	78-83 kg	82-90 kg	87-97 kg
6 ft. 6 in.	80-85 kg	84-92 kg	89-99 kg

कलाई की माप से आमतौर पर शरीर की बनावट का अंदाजा लगाया जा सकता है।

हल्की बनावट के पुरुषों की कलाई का माप : 6.29" से कम

मध्यम शरीर के पुरुषों की कलाई का माप : 6.29" - 7.08"

चौड़ा शरीर पुरुषों की कलाई का माप : 7.08" से अधिक

कैलोरी चार्ट

यदि आप कैचप, नारियल की चटनी आदि का सेवन करना छोड़ दें तो काफी कैलोरी से बच सकते है। यदि हम अपने भोजन में ली जाने वाली कैलोरी को समझें तो हम जान पाएंगे कि वास्तव में हम एक दिन में कितनी कैलौरी ले लेते हैं। इस जानकारी से अतिरिक्त कैलोरी को हटायें।

दूध और दूध से बने खाद्य पदार्थ	लगभग कैलोरी
100 ग्रा. चीज़ (1 कप कद्दूकस किया हुआ)	348 कैलोरी
100 ग्रा. रेडिमेड पनीर (1 कप कद्दूकस किया हुआ)	256 कैलोरी
100 ग्रा. (¾ कप मैश किया हुआ) घर में बना पनीर	120 कैलोरी
1 क्यूब (20 ग्रा.) चीज़	80 कैलोरी
1 बड़ा च. ऊपर तक भरकर छैना (पनीर)	27 कैलोरी
1 कप भैंस का दूध	206 कैलोरी
1 कप भैंस का टोण्ड दूध	78 कैलोरी
1 कप गाय का दूध	160 कैलोरी
1 कप गाय का टोण्ड दूध	70 कैलोरी
1 कप डबल टोण्ड दूध	45 कैलोरी
1 बड़ा च. कंडेन्स मिल्क	62 कैलोरी
¾ कप टोण्ड दूध से जमाया गया दही	40 कैलोरी
1 कप भैंस के दूध का दही	182 कैलोरी
1 गिलास नमकीन लस्सी (टोण्ड दूध)	30 कैलोरी
1 स्कूप आइसक्रीम	200 कैलोरी
2 बड़ा च. क्रीम	56 कैलोरी
100 ग्रा. आइसक्रीम	96 कैलोरी
100 ग्रा. खोया	400 कैलोरी

दालें और अनाज	लगभग कैलोरी
1 ब्रेड स्लाइस (ब्राउन/वाईट)	60 कैलोरी
1 रोटी	70 कैलोरी
1 कप उबले हुए चावल	140 कैलोरी
1 कप पतली पकी हुई दाल (बिना तेल)	105 कैलोरी
2/3 कप पकी हुई मैकरोनी	107 कैलोरी
1 कप पास्ता	300 कैलोरी
1 आटे का खाकरा	50 कैलोरी
1 पापड़	50 कैलोरी
30 ग्रा. बाजरे के आटे की रोटी	108 कैलोरी
2 बड़े च. जौ	99 कैलोरी
30 ग्रा. ज्वार के आटे की 1 छोटी रोटी	106 कैलोरी
3 बड़े च. कॉर्नफ्लेक्स/ओट/दलिया	115 कैलोरी
2 पूरी	180 कैलोरी
30 ग्रा. मक्के के आटे की 1 चपाती	102 कैलोरी
1 कप ओट मील, पका हुआ ओट का दलिया	148 कैलोरी
गेहूं के आटे की 1 पतली चपाती (30 ग्रा. आटा)	70 कैलोरी
गेहूं के आटे का 1 परांठा 60 ग्रा. (2 छोटा च. तेल)	256 कैलोरी

सब्ज़ियां	लगभग कैलोरी
100 ग्रा. बैंगन	24 कैलोरी
½ कप चुकंदर, पका हुआ	34 कैलोरी
1 भुट्टा	84 कैलोरी
1 आलू	80 कैलोरी
1 प्याज़	45 कैलोरी
1 टमाटर	20 कैलोरी
1 गाजर	42 कैलोरी
100 ग्रा. हरा धनिया पत्ती	48 कैलोरी
100 ग्रा. सेजने की फली	26 कैलोरी
½ कप मटर	56 कैलोरी

100 ग्रा. कद्दू	33 कैलोरी
100 ग्रा. पत्तागोभी	12 कैलोरी
100 ग्रा. फूलगोभी	15 कैलोरी
1 खीरा	12 कैलोरी
100 ग्रा. मशरूम/लौकी/शिमला मिर्च	20 कैलोरी

फल	लगभग कैलोरी
1 केला	132 कैलोरी
3 ताज़ी छोटी अंजीर	79 कैलोरी
1 आम	122 कैलोरी
1 नाशपाती	84 कैलोरी
1 सेब	60 कैलोरी
1 अमरूद	51 कैलोरी
½ मध्यम आकार का चकोतरा	72 कैलोरी
1 संतरा	60 कैलोरी
1 अन्नानास स्लाइस	44 कैलोरी
1 आलू बुखारा	30 कैलोरी
20 अंगूर	70 कैलोरी
100 ग्रा. नींबू	42 कैलोरी
1 मौसमी	63 कैलोरी
एक प्लेट भरकर पपीता या तरबूज	30 कैलोरी

मांसाहारी	लगभग कैलोरी
1 अंडा	85 कैलोरी
1 अंडे का सफेद भाग	30 कैलोरी
1 अंडे की जर्दी	55 कैलोरी
100 ग्रा. झींगा	89 कैलोरी
100 ग्रा. मछली	94 कैलोरी
100 ग्रा. चिकन (1 लेग)	110 कैलोरी
100 ग्रा. मटन	194 कैलोरी

मेवे	लगभग कैलोरी
5 काजू	80 कैलोरी
5 बादाम /1 बड़ा च. मूंगफली	50 कैलोरी
1 बड़ा च. किशमिश	30 कैलोरी
½ कप मुनक्का	268 कैलोरी
2 छोटी सूखी अंजीर	81 कैलोरी
1 टुकड़ा ताज़ा नारियल	54 कैलोरी
1 गिलास नारियल पानी	46 कैलोरी
1 बड़ा च. भुनी हुई मूंगफली	86 कैलोरी
30 पिस्ता	88 कैलोरी
8 अखरोट	128 कैलोरी
3 बड़ा च. भुना चना	100 कैलोरी

पेय पदार्थ	लगभग कैलोरी
1 गिलास कोक/लिमका	135 कैलोरी
1 गिलास सोडा	5 कैलोरी
1 गिलास बीयर	100 कैलोरी
1 सर्विंग वोडका (अल्कोहल)	135 कैलोरी
1 कप कॉफी/चाय (बिना चीनी)	14 कैलोरी
1 कप कॉफी 2 छोटे च. चीनी	60 कैलोरी
1 कप चाय 1 छोटा च. चीनी	40 कैलोरी

मीठा	लगभग कैलोरी
1 मेरी बिस्किट	25 कैलोरी
1 क्रीम क्रेकर/क्रीम बिस्किट	50 कैलोरी
1 कुकीज़/नान खटाई	100 कैलोरी
1 पीस चाकलेट	70 कैलोरी
1 पीस नट चाकलेट	142 कैलोरी
1 पीस शुगर क्यूब	24 कैलोरी
1 पीस कैरट केक/बनाना केक/डेट केक/पेस्ट्री	300 कैलोरी

1 पीस एपल पाइ	200 कैलोरी
50 ग्रा. स्पांज केक	153 कैलोरी
157 ग्रा. बेक कस्टर्ड	205 कैलोरी

अन्य खाद्य पदार्थ	लगभग कैलोरी
1 छोटा च. शहद	16 कैलोरी
1 छोटा च. चीनी/ब्राउन शुगर/गुड़	20 कैलोरी
1 छोटा च. मक्खन	36 कैलोरी
1 छोटा च. तेल/घी	45 कैलोरी
1 बड़ा च. तेल	135 कैलोरी
1 बड़ा च. टमाटो कैचप	15 कैलोरी
1 बड़ा च. जैम	40 कैलोरी
1 बड़ा च. इमली चटनी	45 कैलोरी
1 बड़ा च. मेयोनीज़	60 कैलोरी
1 बड़ा च. नारियल चटनी	90 कैलोरी
65 ग्रा. जैली	65 कैलोरी
160 ग्रा. फ्रूट पाई	377 कैलोरी
1 चीज़ पीज़ा स्लाइस	180 कैलोरी
100 ग्रा. चिप्स	235 कैलोरी
100 बेसन लड्डू	200 कैलोरी
1 रसगुल्ला	125 कैलोरी
1 संदेश	45 कैलोरी
1 बर्फी	120 कैलोरी
2 इडली	132 कैलोरी
1 पापड़	50 कैलोरी
¼ कप न्यूट्री नगेट	60 कैलोरी
1 कप नारियल का दूध (कोकोनट मिल्क)	350 कैलोरी

कितनी कैलोरी जलती है ?

क्रिया-कलाप	कैलारी / मिनट
सोते समय	0.6
पढ़ते समय	1.4
भोजन करते समय	1.8
बातचीत करते समय	1.8
लिखते समय	1.9
खड़े रहने पर	2.2
कार चलाते समय	2.1
धीरे चलने पर	3.4
चलते समय	4.5
तेज़ चलते समय	6.8
जोगिंग	7.9
दौड़ते समय	10.12

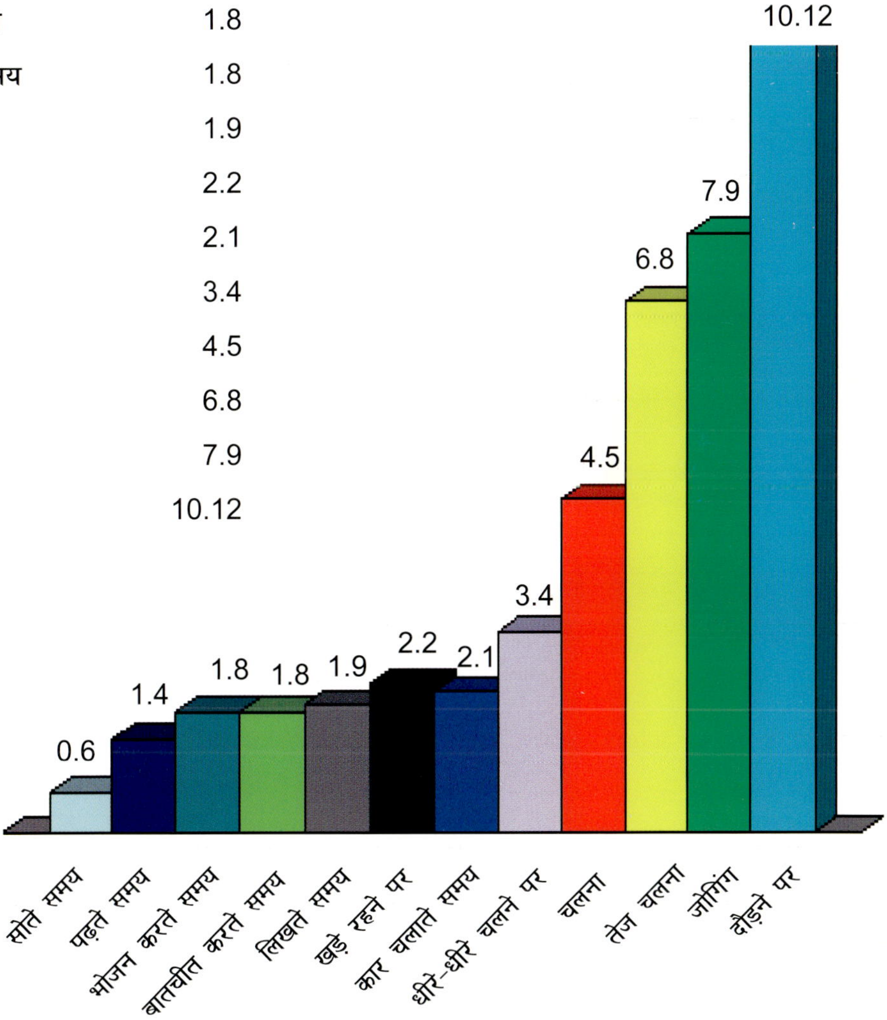

निर्णय पर कायम रहिए

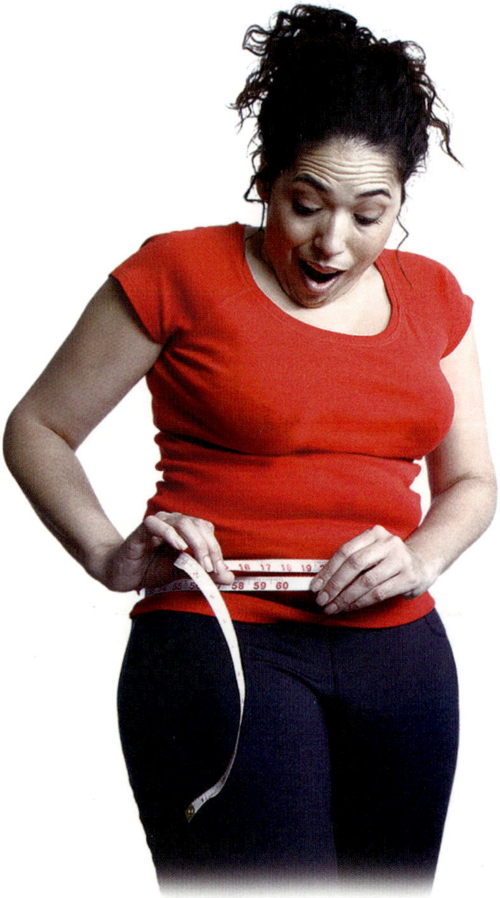

अतिरिक्त वज़न कम करने के लिए यहां कुछ टिप दिए गए हैं जिनसे आपको अपने डाइट प्लान पर अमल करने में मदद मिलेगी।

1. कुछ भी असंभव नहीं हैं। अपनी आंख बंद कीजिए और अपने भविष्य को देखिए और स्वस्थ और सुंदर शरीर की कल्पना कीजिए। डाइट प्लान से आपका मोटापा कम और वज़न कम होगा, और कोई आपको मोटा नहीं कहेगा।

2. अपने डाइट प्लान के चार्ट या डाइट प्लान में किसी को भागीदार बनायें। यह योजना आप ग्रुप में अपनायें तो आपके लिए अच्छा होगा क्योंकि इससे आपको प्रोत्साहन मिलेगा। आप इस प्लान में अपने दोस्तों या पति को भागीदार बना सकते हैं।

3. वज़न कम करने में जल्दबाजी न करें। आप यह समझ लें कि आपने एक सही तरीका अपनाया है जिससे धीरे-धीरे अपने आप आपका वज़न कम होने लगेगा।

4. अपने आपको प्रोत्साहित रखें कि आपने यह योजना अपना कर सही फैसला किया है। यह आपको अच्छा लग रहा है। अगर यह सोच कर प्लान का पालन करेंगे तो आपको अपने प्लान से प्यार हो जायेगा और आप इसका खुशी-खुशी पालन करेंगे।

हर्ब और स्पाइस

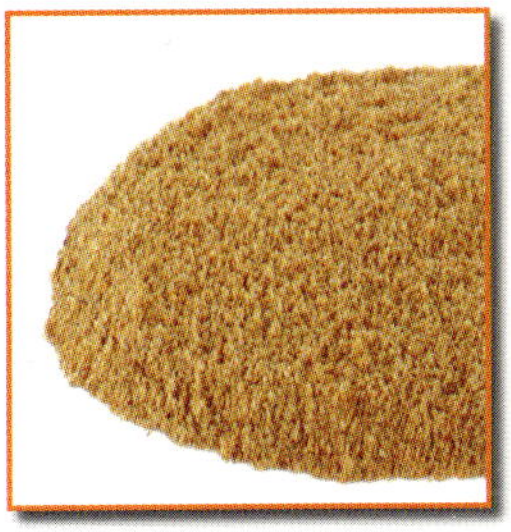

हींग
Asafoetida

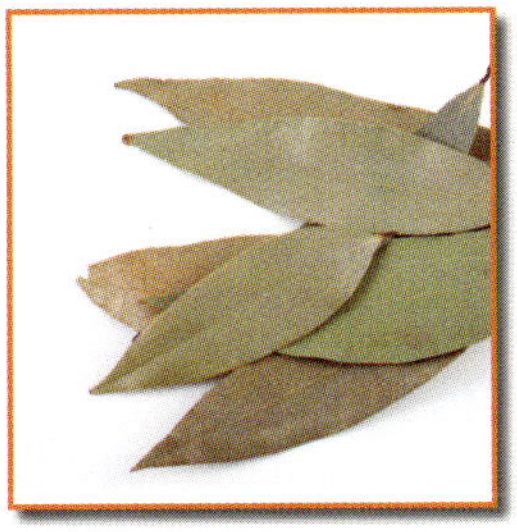

तेजपत्ता
Bay Leaves

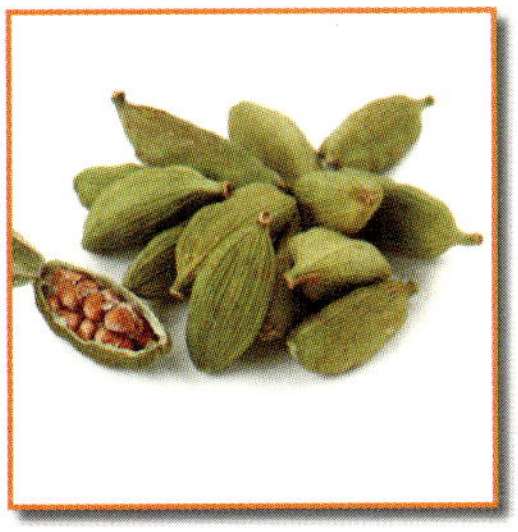

छोटी इलायची
Cardamom

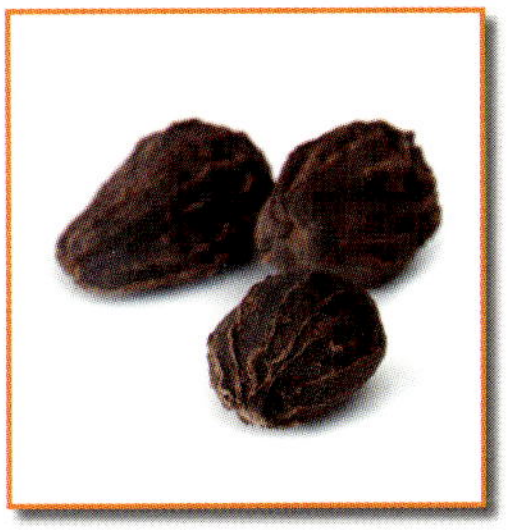

बड़ी इलायची
Cardamom, Black

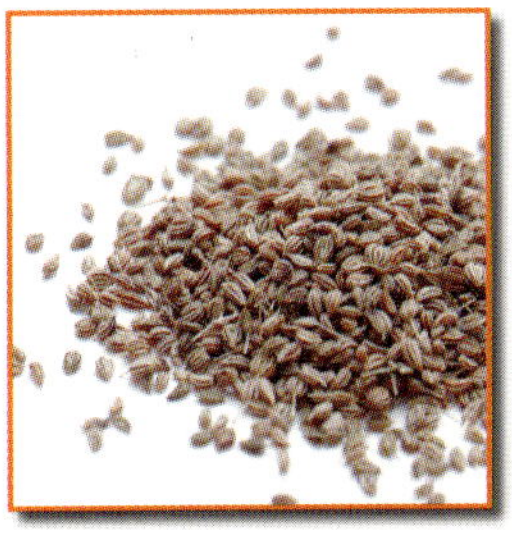

अजवायन
Carom Seeds

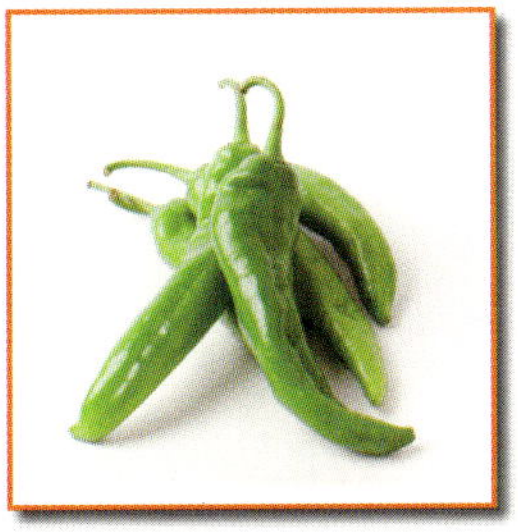

हरी मिर्च
Green Chillies

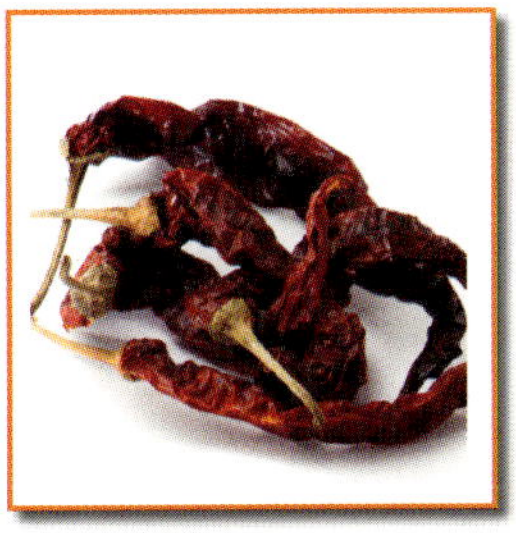

सूखी साबुत लाल मिर्च
Dry Red Chilli

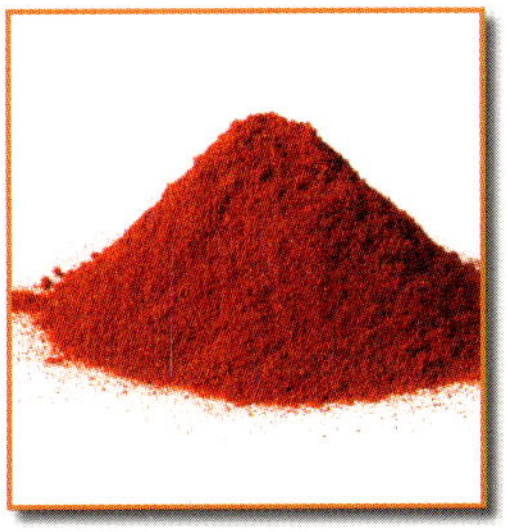

लाल मिर्च पाउडर
Red Chilli Powder

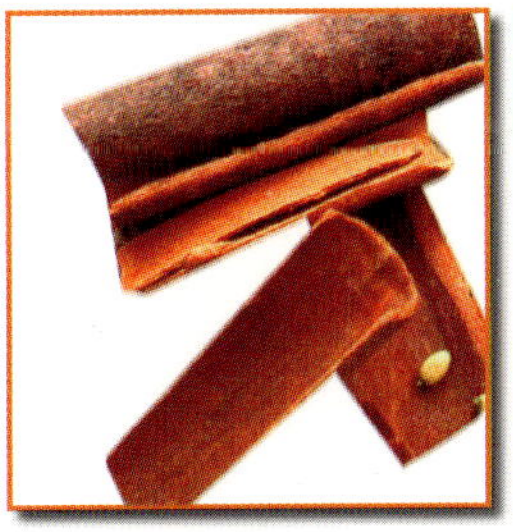

दालचीनी
Cinnamon

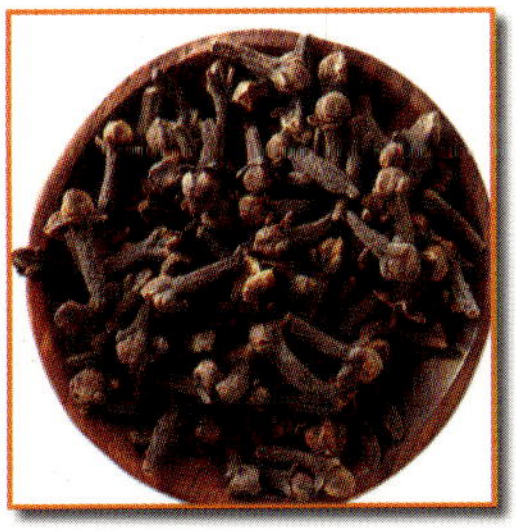

लौंग
Cloves

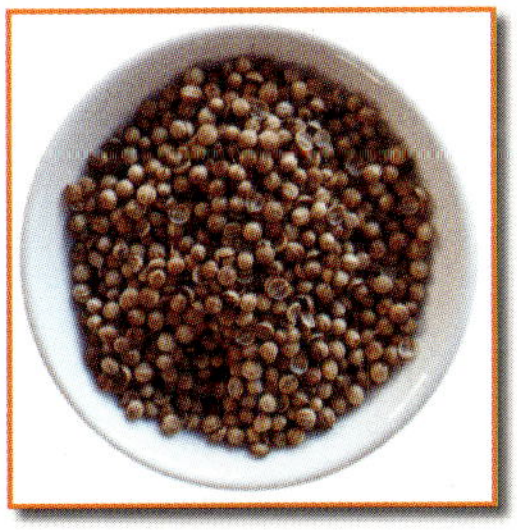

साबुत धनिया
Coriander Seeds

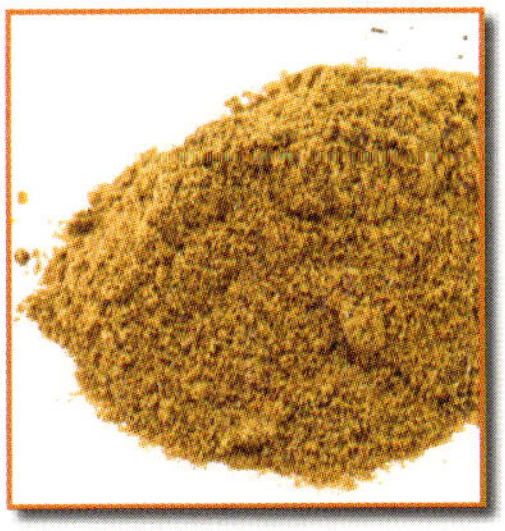

धनिया पाउडर
Coriander Seeds Ground

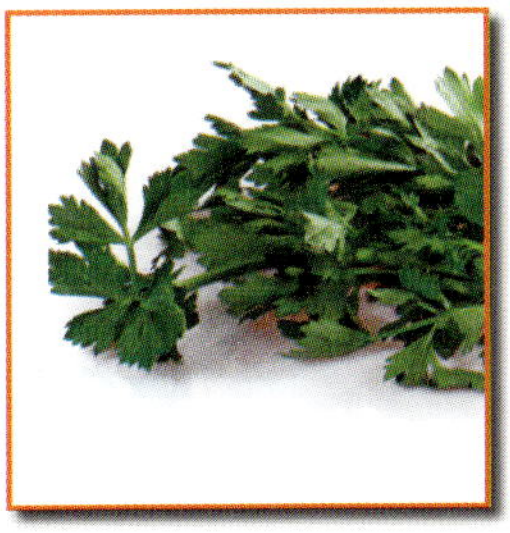

हरा धनिया
Coriander Leaves

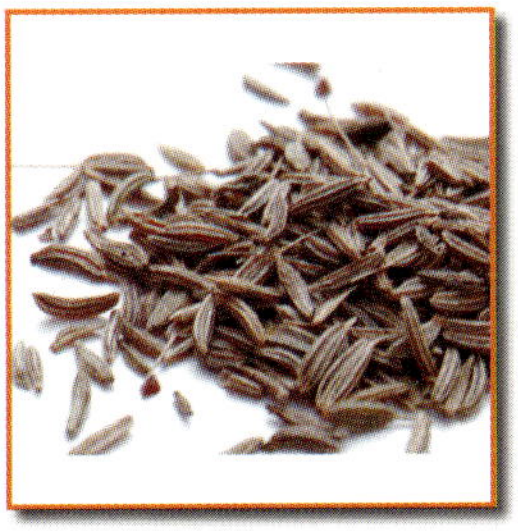

जीरा
Cumin Seeds

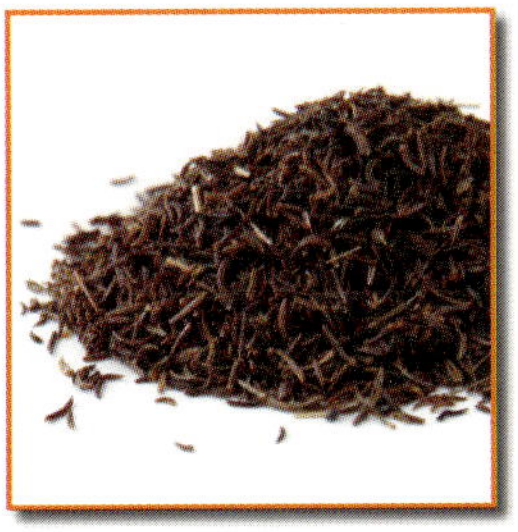

शाह जीरा
Black Cumin Seeds

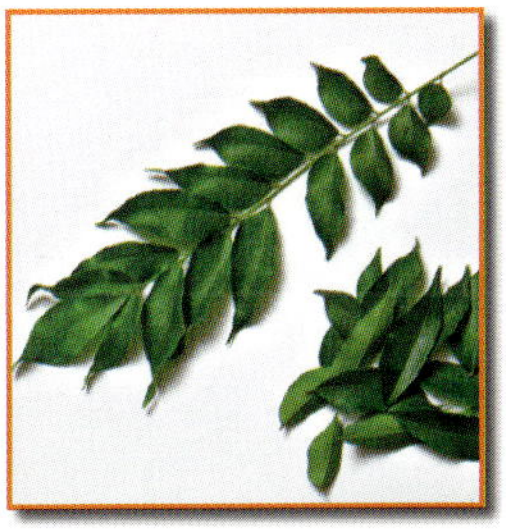

करी पत्ता
Curry Leaves

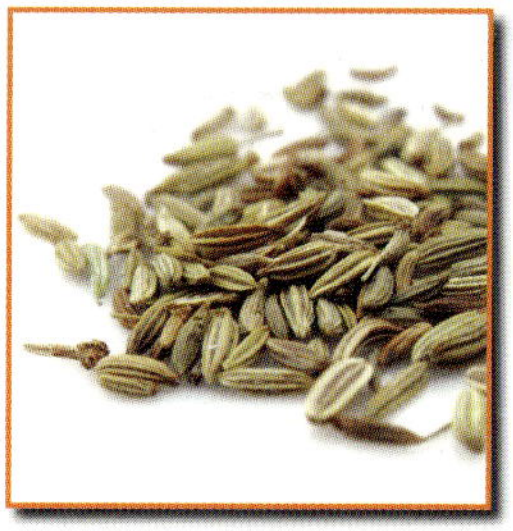

सौंफ
Fennel Seeds

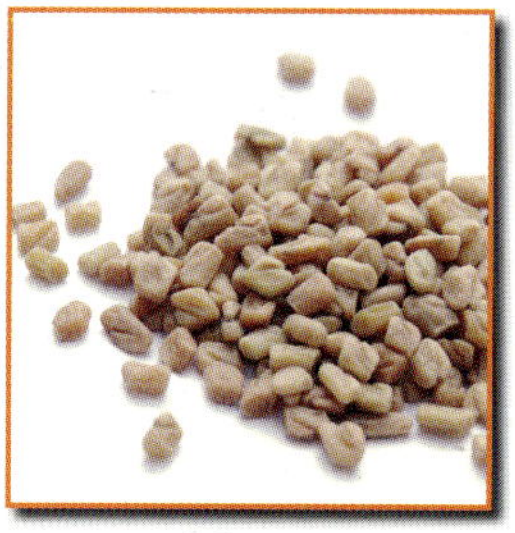

मेथी दाना
Fenugreek Seeds

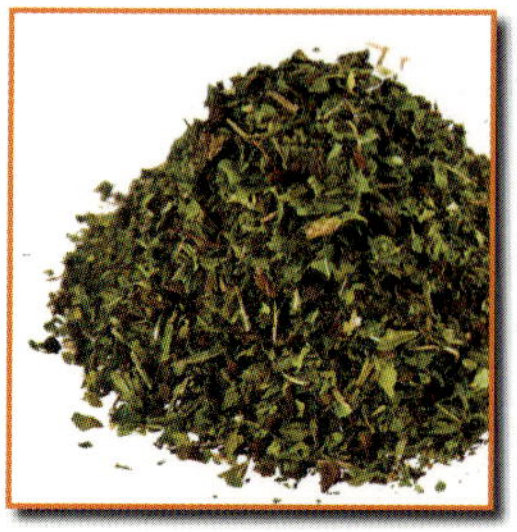

कसूरी मेथी
Fenugreek Leaves, Dried

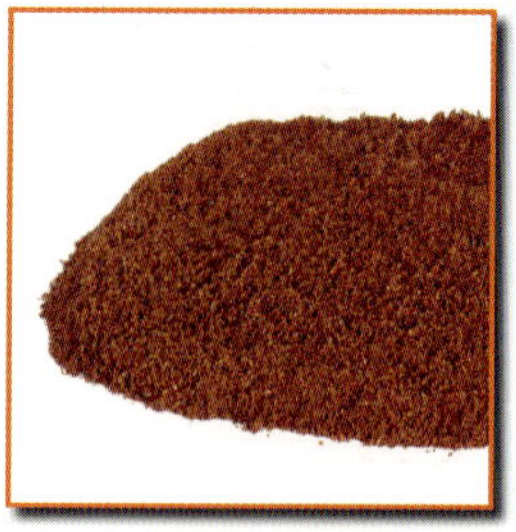

गरम मसाला
Garam Masala Powder

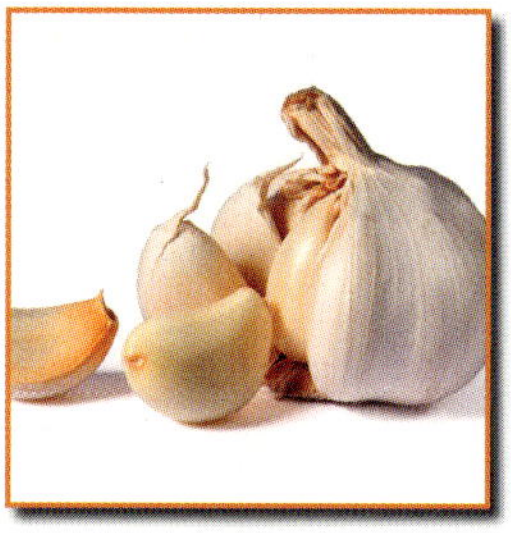

लहसुन
Garlic

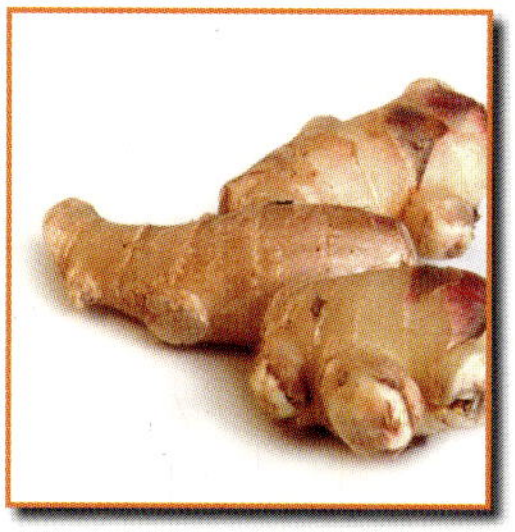

अदरक
Ginger

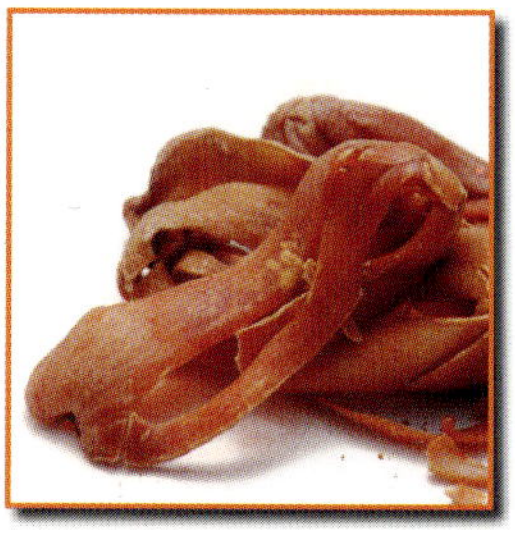

जावित्री
Mace

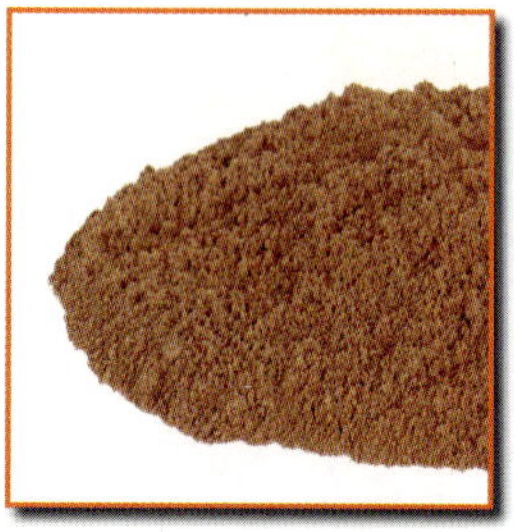

अमचूर
Mango Powder, Dried

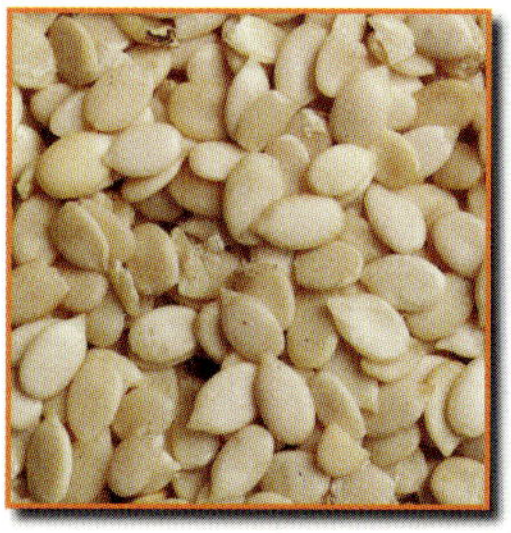

मगज़
Melon Seeds

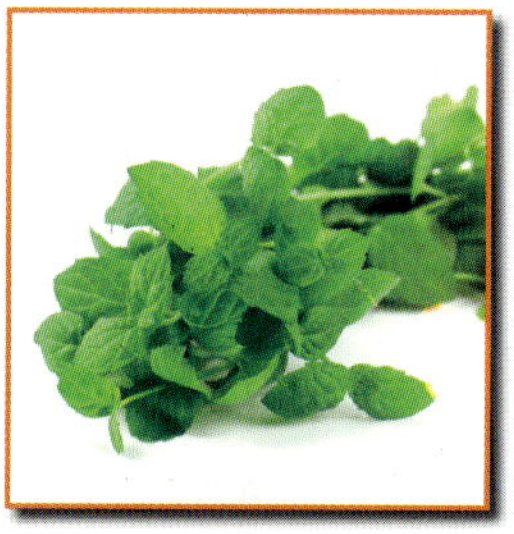

पुदीना
Mint Leaves

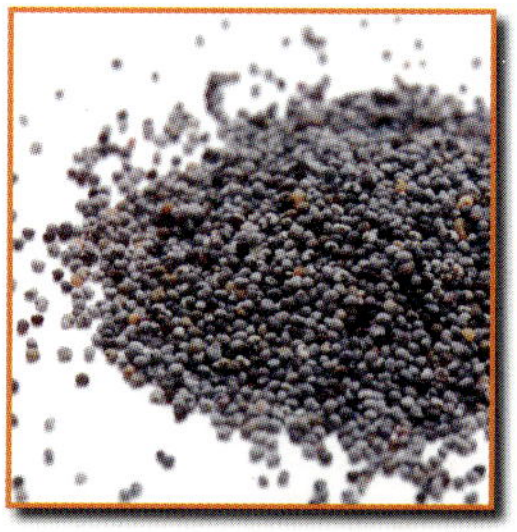

राई, सरसों
Black Mustard Seeds

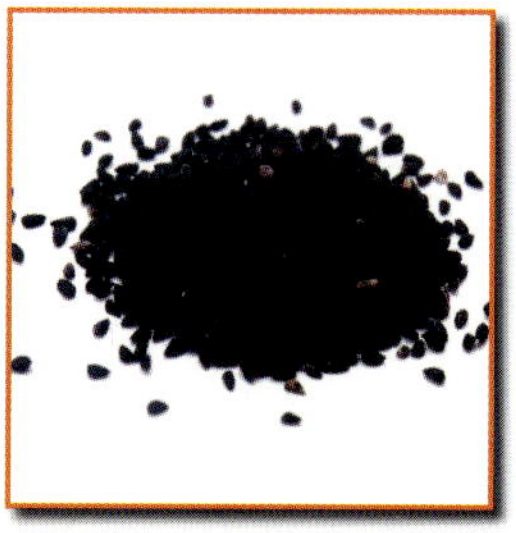

कलौंजी
Nigella, Onion Seeds

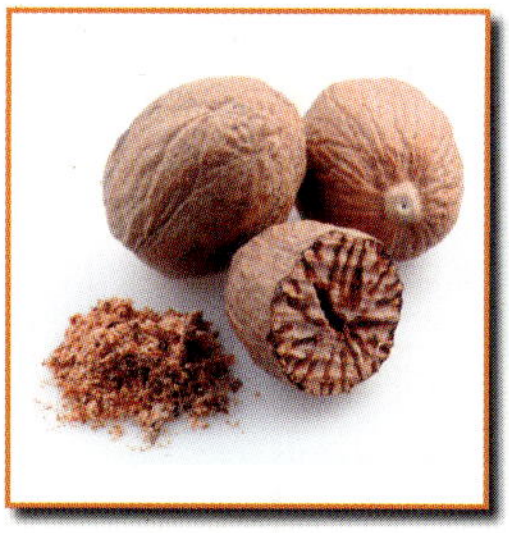

जायफल
Nutmeg

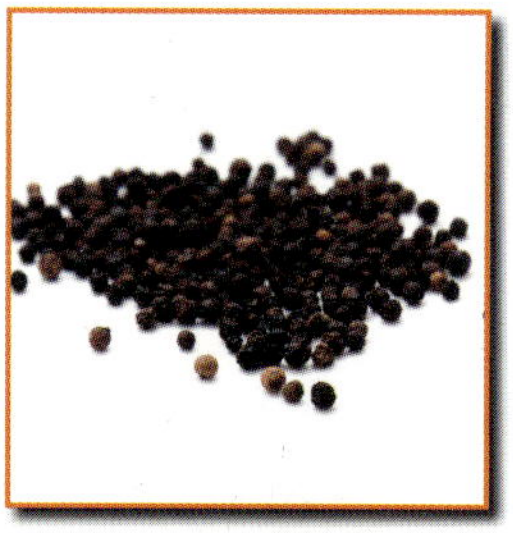

साबुत काली मिर्च
Peppercorns

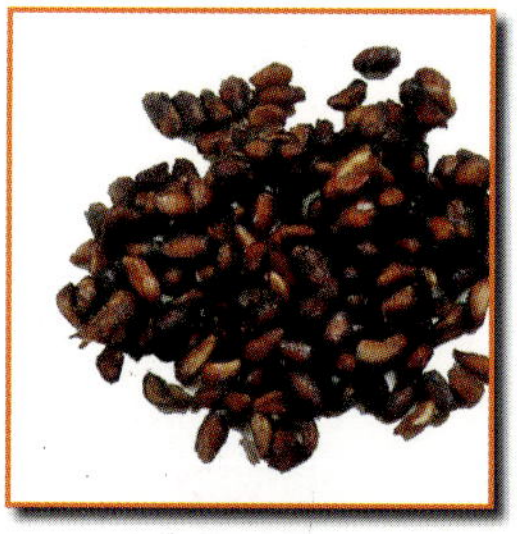

अनारदाना
Pomegranate Seeds, Dried

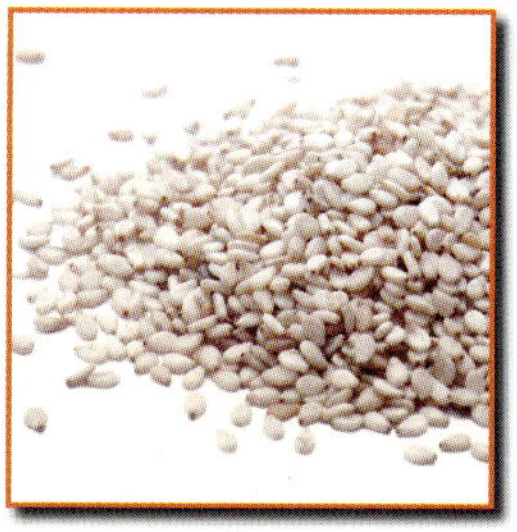

तिल
Sesame Seeds

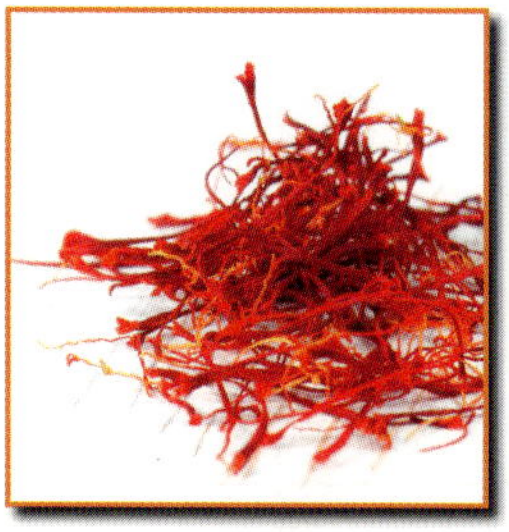

केसर
Saffron

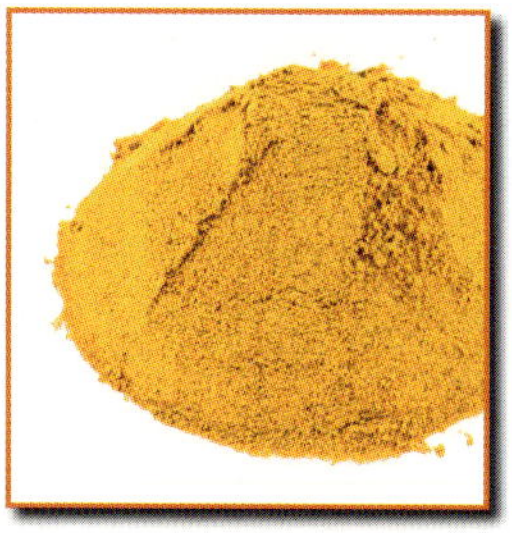

हल्दी
Turmeric Powder

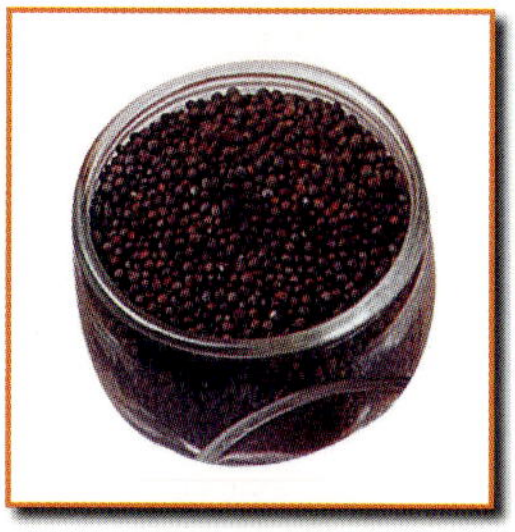

राई
Brown Mustard Seeds

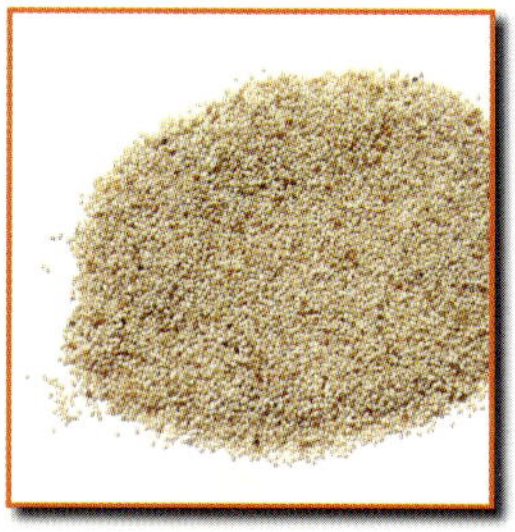

खस खस
Poppy Seeds

नीता मेहता की सर्वश्रेष्ठ हिन्दी पुस्तकें

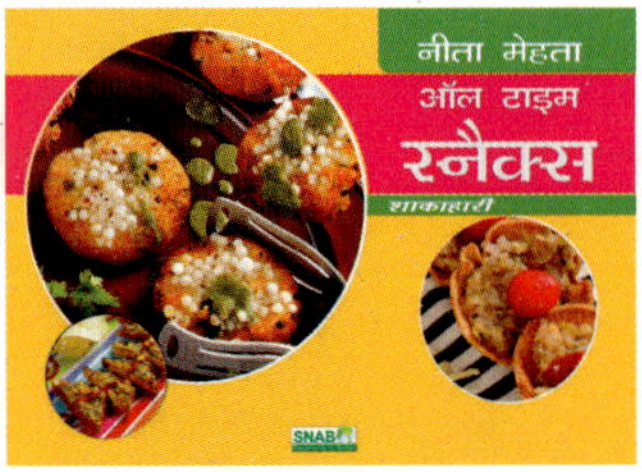

ऑल टाइम स्नैक्स

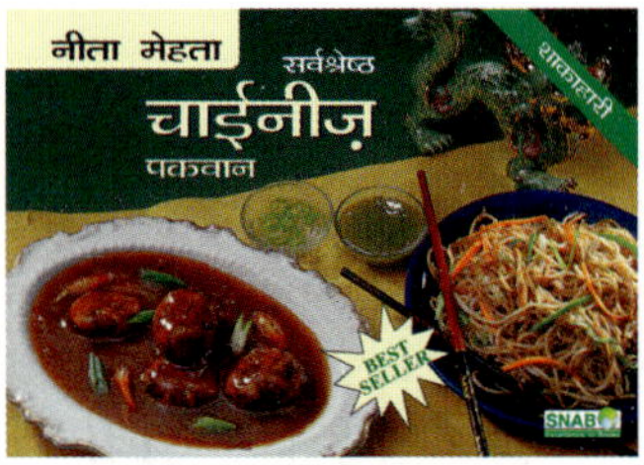

सर्वश्रेष्ठ चाईनीज़ पवान

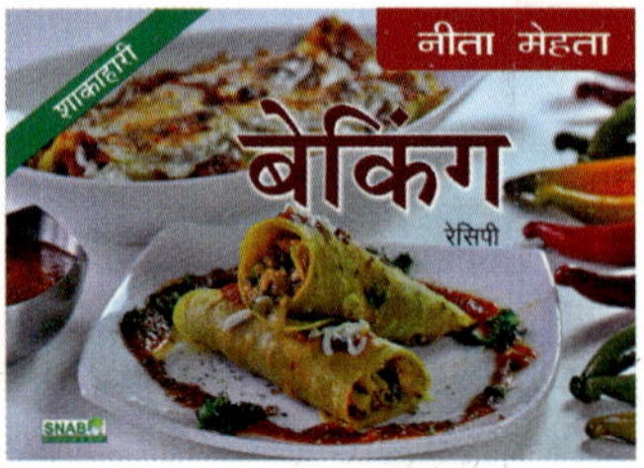

बेकिंग रेसिपी

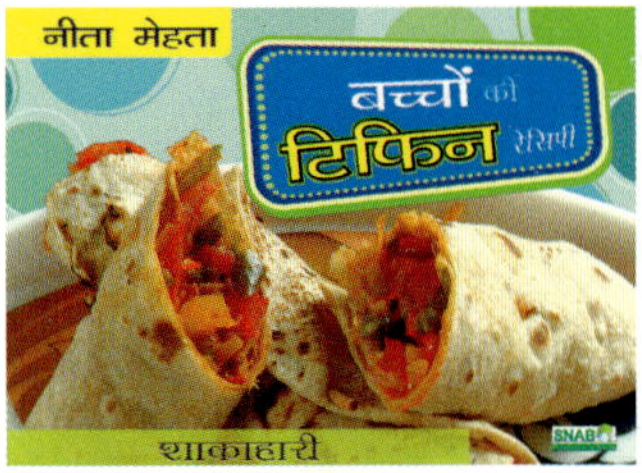

बच्चों की टिफिन रेसिपी

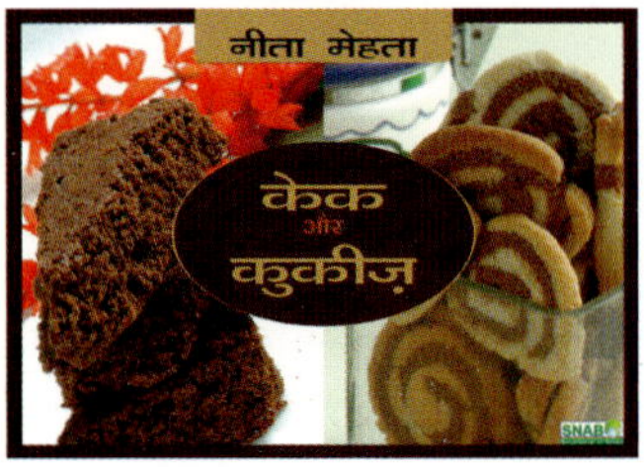

केक और कुकीज़

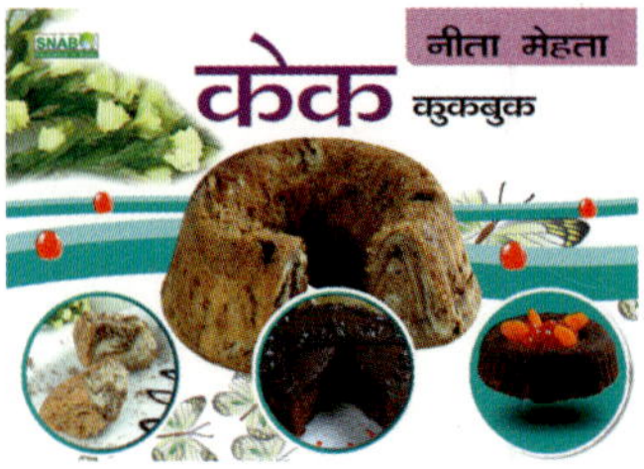

केक कुकबुक

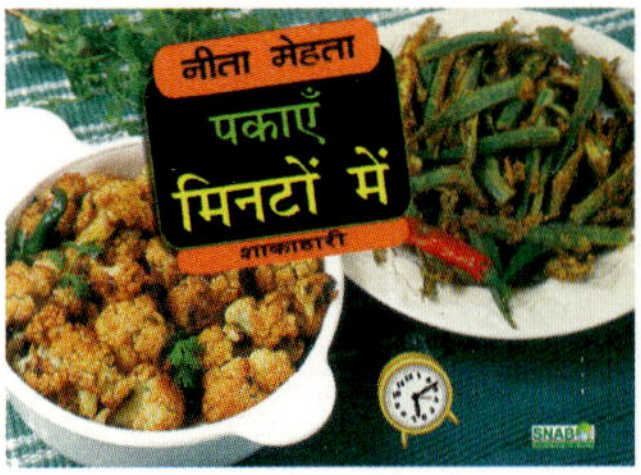

पकाएँ मिनटों में

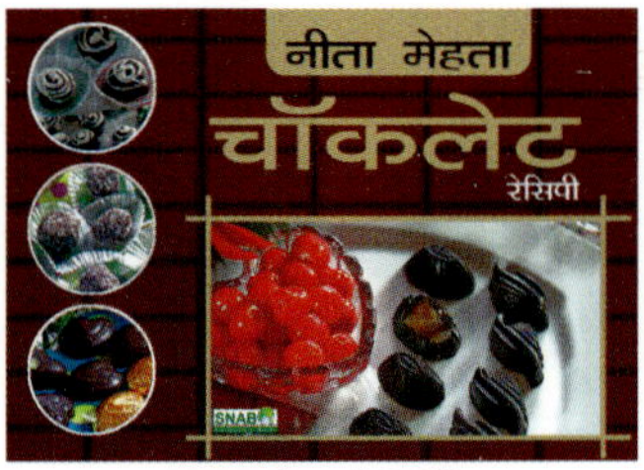

चॉकलेट रेसिपी

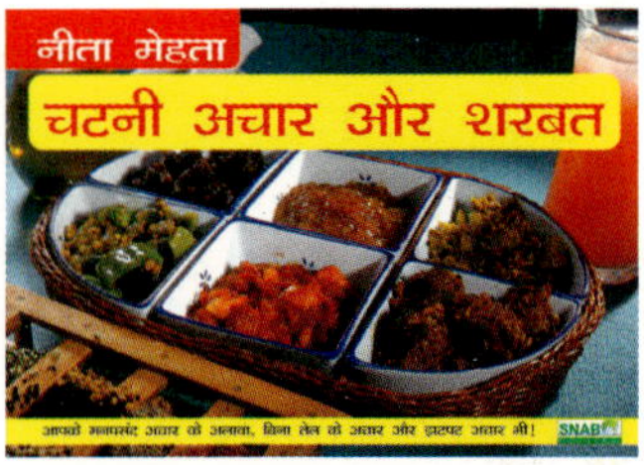

चटनी अचार और शरबत

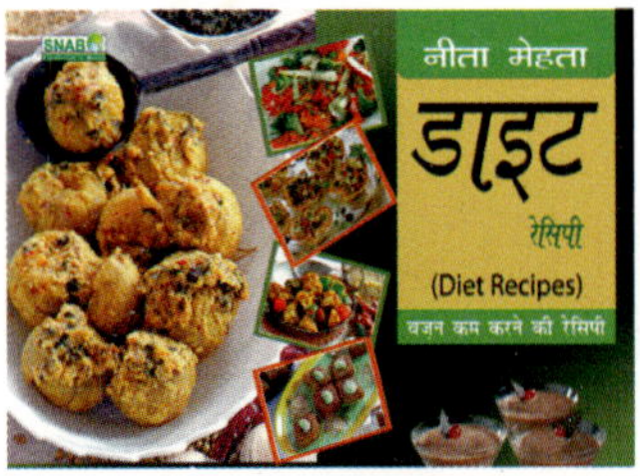

डाइट रेसिपी

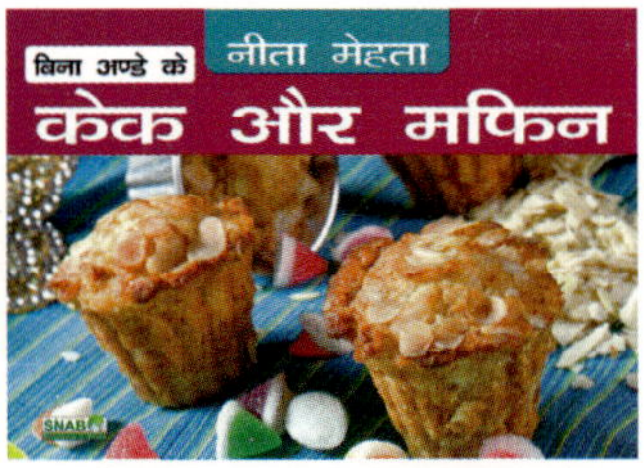

बिना अण्डे के केक और मफिन

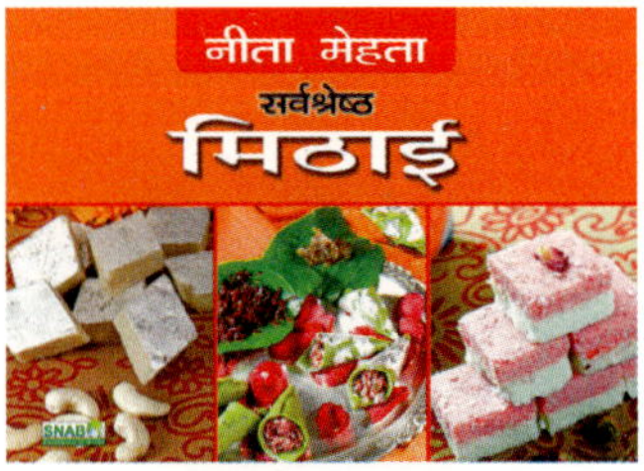

सर्वश्रेष्ठ मिठाई

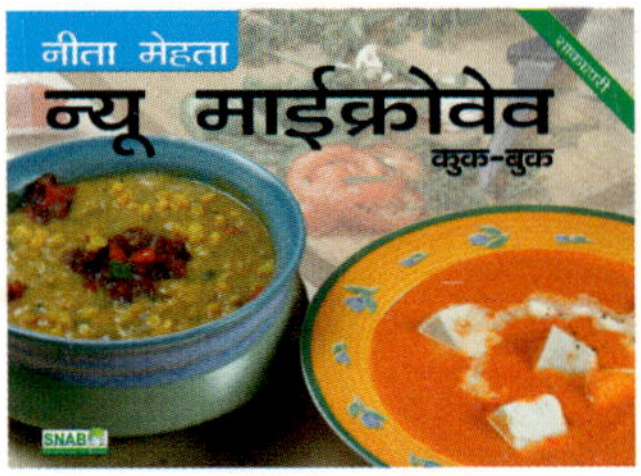

न्यू माईक्रोवेव कुक-बुक

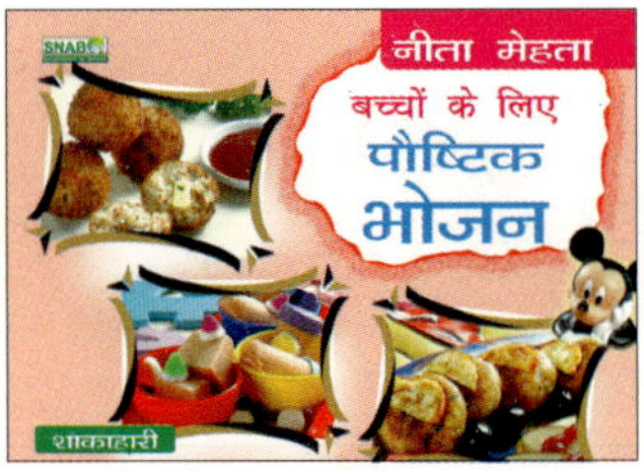

बच्चों के लिए पौष्टिक भोजन

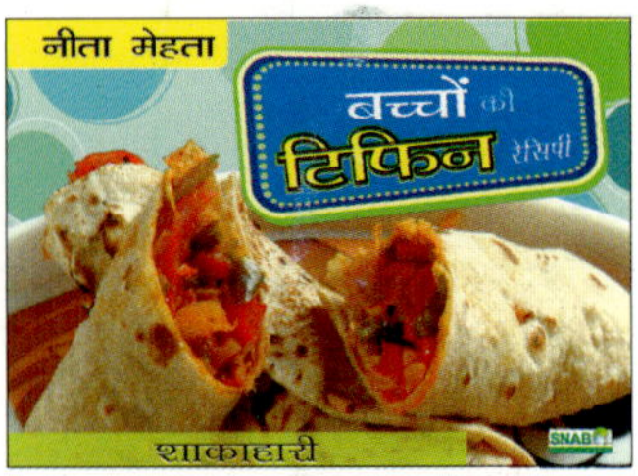

बच्चों की टिफिन रेसिपी